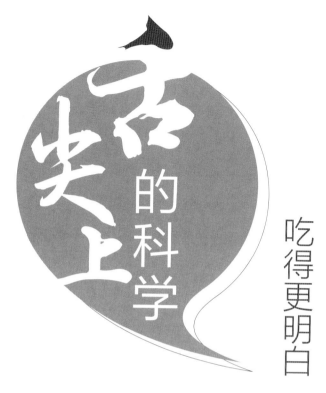

舌尖上的科学

吃得更明白

丛书总主编/张新渝

本册编著◎张新渝　樊　玲　张风玲

中国医药科技出版社

图书在版编目（CIP）数据

舌尖上的科学：吃得更明白 / 张新渝，樊玲，张凤玲
编著 . — 北京：中国医药科技出版社，2016.7

ISBN 978-7-5067-8344-6

Ⅰ . ①舌… Ⅱ . ①张… ②樊… ③张… Ⅲ . ①食物
疗法 Ⅳ . ① R247.1

中国版本图书馆 CIP 数据核字（2016）第 060877 号

美术编辑 　陈君杞

版式设计 　锋尚制版

出版　中国医药科技出版社

地址　北京市海淀区文慧园北路甲 22 号

邮编　100082

电话　发行：010-62227427 邮购：010-62236938

网址　www.cmstp.com

规格　710×1000mm　$^{1}/_{16}$

印张　9¾

字数　172 千字

版次　2016 年 7 月第 1 版

印次　2016 年 10 月第 2 次印刷

印刷　北京盛通印刷股份有限公司

经销　全国各地新华书店

书号　ISBN 978-7-5067-8344-6

定价　29.80 元

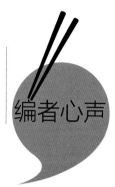

Voice of the Author | 编者心声

"食疗"，一个古老的重大话题。

在中国文化史、尤其是中国医学史上，源远流长。早在西周时期，就已有了专门的"食医"，这在典籍《周礼》中有据可查。而在战国至西汉成书的、中医学现存第一部经典巨著——《黄帝内经》里，更有着全面、丰富、科学的论述。几千年来，对中华民族的健康保健，做出了不可磨灭的巨大贡献。

"食疗"，一个时尚的热门话题。

近几年，随着人们生活水平的不断提高、社会飞速发展所带来的各种身心压力的不断增加，人们对健康长寿、以及美容塑形的愿望与需求，也就日益迫切与增多。如何通过"食疗"来满足人们的愿望与需求，这是从事"食疗"事业者，义不容辞的责任与使命。

然而，前些年社会上某些所谓的养生、食疗大师们窥窃时机，虚假欺世，伪劣害人。不仅让无辜的人们付出了惨重的代价，也让科学的中医养生、中医食疗含冤蒙垢。好在国家及时拨乱反正，去伪存真，为全面、正确传播科学，创造了极好的氛围；也为还中医养生、中医食疗之清白，提供了及时的机会。

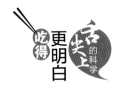

什么 是真正的食疗?

　　一般认为，食疗就是在三餐的食物中，加入某些中药，如在包子中加入茯苓，鸭汤中加入虫草，鸡汤中加入黄芪、当归等等。这实在是莫大的误区，这不能叫食疗，只能叫药膳，它用于有病之时。

　　真正的食疗，它的食材应来自于菜市场、食品超市的粮食、蔬菜、水果、肉蛋等，虽然也包括某些药食共用的食材，如老姜、大枣、花椒、桂皮、山楂、鱼腥草等，但绝不是来自药房的专用药物，它主要用于无病之日的养生保健，当然也可用于有病之时的辅助治疗。

　　因此，真正的中医食疗应该是，根据养生保健、美容塑形、疾病治疗、健康恢复等的需要，季节、地域、体质、性别、年龄、职业等的不同，各种食物性味、功效等的特殊性，有针对性地选择多食或少食、甚至不食某些食物，从而达到养生防病、美容塑形、促病早愈、促早康复的目的。

　　必须申明，笔者一向坚决反对无病用药，尤其长期、大量滥用药物，其弊端至少有三:

首先 中医学认为无病期间，人体的阴阳、气血、脏腑功能是协调的，即使因气候、体质、状态等原因，暂时有些偏差，也在自我调节范围之内。而任何药物都具有某种、或多种性味上的偏性、甚至毒性，而且远比食物要强烈、厉害得多，无病用药就会干扰、甚至破坏原本协调的阴阳气血、正常的脏腑功能，造成药源性的失调，从而衍生多种本来不应该发生的疾病。没病找病害，拿钱买病生，自己坑自己，岂不弄巧成拙。

同时 无病用药，还会增加身体耐药性的可能，一旦生病，疗效何以求，生命何以救，岂不冤枉之极。

无病用药，势必加大对有限的医药资源的浪费与掠夺，对真正需药治病救命的病员，如果因此而缺药，于情何以堪，于心何以忍，损人不利己，岂不残忍之至。

当然，在有病之时，根据病情需要，不仅可用相宜的食疗，也可以用适合的药膳。

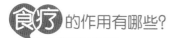 的作用有哪些？

【养生防病】

生命的宝贵，就在于它的短暂性、唯一性，因此健康长寿是人类从古至今最美好的愿望、最实在的追求。

正确、及时地运用食疗，可以维护人体正气的旺盛，减少各种邪气的破坏，保障气血阴阳的协调，降低疾病发生的风险，从而使生命的活力更旺、生活的质量更高、生存的时间更长。

【减少食害】

饮食，是生命活动的源泉与保障。

可是，近年来我们的饮食状况，令人担忧。因为不知而饮食搭配不当，所带来的影响还姑且不谈；人为的添加所造成的伤害，如浸泡干海鲜用福尔马林、牛奶中超标的三聚氰胺、盐卤制品中的苏丹红、皮蛋中的铅，以及注水猪肉、地沟油、生长激素、残存的农药等屡见报道，让人惶恐。然而，一日三餐离不开，欲吃不敢，欲罢不可。虽然政府不断地大力打击，也难保今后不再发生。

其实，只要掌握了科学的食疗，合理运用，对以上人为所导致的危害，是可以降低、减轻、甚至消除的，也就不再为饮食的安全而担心。

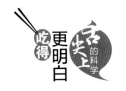

【美容塑形】

天使般的面容、魔鬼般的身材，谁人不喜欢、谁人不期望，尤其女性对此的追求、更是孜孜不倦。

坚持、科学的运用食疗，可以在某种程度上达到美容、美发、塑形的效果，从而让你的容颜更靓丽、秀发更飘逸、形体更匀称，由此也让你的心情更愉悦，疾病也会少发生。

【促病早愈】

生病有痛苦，甚至会丧命。相信没有一人愿意生病、乐意生病、争取生病。一旦生病，及时到正规医院，找专业医生，及时检查，正确治疗，这是对生命的负责，最为明智的选择。

然而，食物的主要作用虽然是提供生命活动所需的各种营养，但也含有某些能够治疗疾病的物质，尽管不如药物专一、显著，但确能起到一定的作用。

因此，在疾病的治疗过程中，及时、适宜地运用食疗，可以起到辅助治疗的作用，从而达到扶正祛邪、减轻痛苦、缩短病程，促进疾病及早痊愈的目的。让人们早日远离病痛的折磨，早日摆脱死亡的威胁。

【促早康复】

疾病的结束，并不意味身体的康复，身体的气血阴阳等正气因受邪气的伤害、疾病的摧残，其恢复往日的旺盛，还须要一个过程。

这时若能尽快、合理运用食疗，可以加快人体正气的恢复过程，帮助气血阴阳的重建协调，促进脏腑功能的尽快正常，使病后的身体早早康复，再展昔日的雄风与魅力。

科学的食疗有如此多的好处，何乐而不为！

丛书 的内容与宗旨：

也正是出于以上的目的，并让广大民众能够分享到食疗的独特作用，成都中医药大学营养师培训中心组织编写了本套中医大众食疗丛书。

成都中医药大学营养师培训中心，聚集了众多营养学、养生学、食疗学的高级专家，十年来培养出了大批从业人员，如今活跃在各条战线上，为广大民众的健康保驾护航。这套丛书正是这些专家们长期研究、教学、并躬行实践的结晶。

编写过程中，首先编辑委员会集体讨论了内容体系，然后由参编人员分工编写，再由各册第一作者负责修改，最后由本丛书总主编统稿、审订。

全套共分为四册。

《舌尖上的科学——吃得更明白》

首先介绍了中医食疗所必须根据四气、五味、季节、地域、体质、脏腑功能等不同需要，正确运用的基本方法，也就是"辨证论食"的科学原理；其次，将人们最常用的食材各自的性味、功效、运用做了详细的介绍，以满足所有人们养生保健、祛病延年的广泛需要。

《舌尖上的科学——吃出健康来》

根据春夏秋冬不同季节的特点，介绍了不同季节所适宜的食疗，以满足广大人们四季养生、防病增寿的具体需要。

《舌尖上的科学——吃出高颜值》

以发、容、胸、形为重点，介绍了如何使之更"美"，所适宜的食疗，以满足爱美人们的个体需要。

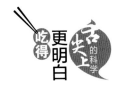

《舌尖上的科学——助病更早愈》

以常见症、病为重点，介绍了适宜于促进该病早日痊愈、身体早日康复的食疗，以满足患病人们的特殊需要。

由于本套丛书是为广大民众养生延年、美容塑形、防病治病的需要而编写，因此全书内容在保证有效、安全的原则下，还尽可能做到以下要求：

【看得懂】

本套丛书的文字叙述，尽量用浅显、通俗的语言来表达，尽量避免中医西医深奥的理论与艰涩的述语，力求读者一看就明白、一看就懂得。

【用得上】

本套丛书所介绍的养生保健、辅助治疗、美容塑形等方面的具体内容，都是人们日常所需、经常所见、时常所想，力求读者一看就想用，一用就有用。

【买得到】

本套丛书所介绍的食材，均是菜市场、食品超市随时都能购到的最常见食物，决不追求稀有、稀奇，避免踏破铁鞋无觅处，力求得来全不费工夫。

【买得起】

本套丛书所介绍的食材，其价格都很便宜，都是普通民众经济能力承受范围之内的普通食物，决不追求名贵、价昂，以免普通百姓欲买不能、欲罢不忍。

【做得来】

本套丛书所介绍的食疗方法，简单易做，广大民众只要按书中所说都能操作实施，不费太大的功夫，就能品尝到自己亲手制作的食疗，进而体会到它所带来的妙用。

【吃得下】

虽说良药苦口有利于病，其实生病吃药实属无奈。如果同样有效，口感很好的药物，更易于被接受，尤其是对儿童来说；也只有吃得下，效大也好、效小也罢，才能起到作用。食物的口感要比药物好得多，如果能考虑到这一实际，则更利于民众的接受与坚持，更好地发挥食疗应有的作用。

千古有真言，"民以食为天"。一日三餐，离不得，断不了，这是生命的需要。

广大读者如果能从本丛书领略到真正的中医食疗之精髓，吃得更明白、更安全、更放心，得到一些有益的启示、帮助与实惠，我们也就心满意足了！

张新渝

2016年3月

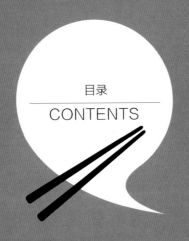

目录
CONTENTS

方法篇

中医食疗，自古有着一套系统、独特的理论与运用体系，也只有在其指导下正确运用，才能发挥食疗的妙用，为你的健康保驾护航；否则无效，甚至有害。

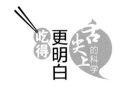

根据中医食疗理论，正确运用的方法有：

 按食物四性施食

中医学理论认为，任何一种食物与药物一样，都有凉、寒、温、热四种性质上的不同，名叫四性或四气。

所谓性质，是指食物的作用而言。

不同性质的食物，其作用不同，所适用的具体情况不同，只有因此而异，才能收到应有的效果。

 寒凉类

什么是寒凉食物？

凡是能够清除热邪、消除热证的食物，就具有凉寒性质，被称之为凉性或寒性食物。

凉与寒只是作用弱与强，程度上的差别。

共同功效是什么？

凡是凉、寒类的食物，一般都具有清热、降火，许多又具有生津、滋阴的共同功效。

适应范围有哪些？

用来养生保健，多用于晚春、夏季、初秋季节，炎热地区，以及中医学所说属于阳脏人的体质人群。

用来辅助治病，多用于热证、火证，以及津液不足、阴虚阳亢证。

常用食材有哪些？

粮食类：绿豆、黄豆、赤小豆

蔬菜类：苦瓜、黄瓜、丝瓜、西红柿、白萝卜、芹菜、空心菜、花菜、油菜、莴笋、大白菜、茄子、鱼腥草、冬瓜、苋菜、冬苋菜、四季豆、藕、豇豆、竹笋、青菜

水果类：西瓜、梨、香蕉、菠萝、猕猴桃、桃、柠檬、苹果、柚子、枇杷、李子、荸荠、柿子、橙子、杨梅、桑椹、甘蔗、橄榄

菌藻类：海带、紫菜

畜禽类：鸭、鹅

蛋乳类：鸭蛋、鹅蛋

水产类：螃蟹、海参、龟、鳖、海蜇

食油类：猪油、芝麻油

调料饮料类：盐、冰糖、绿茶、花茶

2 温热类

什么是温热食物？

凡是能够清除寒邪、消除寒证的食物，就具有温热性质，被称之为温性或热性食物。

温与热只是作用弱与强，程度上的差别。

共同功效是什么？

凡是温、热类的食物，一般都具有散寒、温阳，许多又具有补虚的共同功效。

适应范围有哪些？

用来养生保健，多用于初春、深秋、冬天季节，寒凉地区，以及中医学所说属于阴脏人的体质人群。

用来辅助治病，多用于寒证、虚证，尤其血虚、气虚、阳虚证。

常用食材有哪些？

粮食类：小麦、玉米、红薯、黑豆

蔬菜类：辣椒、韭菜、胡萝卜、菠菜、南瓜、洋葱、大葱、生姜、大蒜、芫荽

水果类：桂圆、荔枝、大枣、橘子、樱桃、山楂、石榴

坚果类：板栗、核桃

畜禽类：牛、羊、鹌鹑

蛋乳类：鹌鹑蛋、牛奶

水产类：鲢鱼、草鱼、黄鳝、虾、带鱼、墨鱼、鱿鱼、淡菜

食油类：牛油

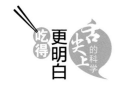

调料饮料类：酱油、红糖、茴香、花椒、胡椒、桂皮、酒、红茶、黑茶

 平性类

什么是平性食物？

食物的性质，在凉寒温热四性之外，有些食物没有明显的凉寒性或温热性，其作用也比较温和，这些食物被称之为平性。

需要说明的是，所谓的平性，实际上也有偏凉、偏温的倾向，依然没有超出四气的范畴，这就是中医学为什么只称"四气"的原因。

共同功效是什么？

平性食物一般都具有健脾、益胃、补益的共同功效。

适应范围有哪些？

用于养生保健，一年四季，各个地区，以及中医学所说的阳脏人、阴脏人、平脏人的体质人群均可使用。

用于辅助治病，寒证、热证、虚证、实证一般皆可使用，尤其适用于脾胃不足者。

常用食材有哪些？

粮食类：大米

蔬菜类：土豆、芋头

水果类：杏、葡萄

坚果类：花生、黑芝麻、白果

菌藻类：木耳、蘑菇

畜禽类：猪、鸡、兔

蛋乳类：鸡蛋

水产类：鲤鱼、鲫鱼、黄花鱼、泥鳅

食油类：菜油、花生油、

调料饮料类：白糖、蜂蜜、醋

有关食物的四气定性，由于品种繁多，凉寒温热性质又各不相同，似乎难以把握，但仔细研究就不难发现其还是有规律可循的。

一般来讲，在晚春、初秋、尤其是夏天出产的食物，大多数属于凉寒性质，如白萝卜、苦瓜、黄瓜、冬瓜、西红柿、空心菜、西瓜、梨、香蕉、绿豆等；在晚秋、初春、尤其是冬天出产的食物，大多数属于温热性质，如胡萝卜、菠菜、韭菜、老南瓜、红薯等。主要出产在南方、炎热地区的食物，大多数属于寒凉性质，如丝瓜、冬瓜、西红柿、空心菜、西瓜、香蕉、菠萝、绿豆等；主要出产在北方、寒冷地区的食物，大多数属于温热性质，如韭菜、大葱、大枣、小麦、玉米、红薯、羊肉等；出产在江河海洋里的食物，大多数属于凉寒性质，如乌龟、甲鱼、海参、螃蟹、海蜇、海带、紫菜等，能够飞翔的鸟禽类，大多数属于温热性质，如鹌鹑、鸽子等。

这种现象，基本上与中医学阴阳理论秋冬、寒冷、北方、大地河海属阴，春夏、温热、南方、天空属阳；阴阳虽然相反对立，但阴要生阳，阳要生阴，相反相成等的认识相符合。

然而，出产在晚春、初秋、夏天，主要在南方、炎热地区，以及江河海洋里的食物，也有属于温热性质的，如辣椒、洋葱、荔枝、桂圆、虾、带鱼等；出产在初春、晚秋、冬天，主要在北方、寒冷地区，以及能够飞翔的鸟禽类食物，也有属于寒凉性质的，如油菜、青菜、冬苋菜、鸭等。

这又与中医学阴阳理论，"阴中有阳，阳中有阴"相倚相成的认识相符合。

至于平性食物，其品种虽不如凉寒、温热性食物那么繁多，却是各个季节与地域都可以出产，而食用最普遍、最常见，如大米、土豆、鸡、猪、菜油、白糖等。这同样与中医学，"平者，常也"的认识相符合。

大自然就是这么神奇，中医学理论的认识就是这么符合自然发展的客观规律。

所要指出，如今从温室、大棚中培养、生产出的许多食物，虽然具有反季节性、反地域性，应另当别论，但就各自的基本性质而言，并未改变。

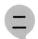 按食物五味施食

中医学理论认为，任何一种食物与药物一样，还具有辛、甘、酸、苦、咸五味的不同。

所谓五味，又叫气味，并非是指食物本身所具有的味道，依然是指食物的作用而言；当然，有些食物本身的味道与其作用一致。

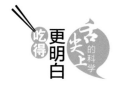

五味不同，其作用不同，所适用的具体情况不同，同样必须因此而异，才能保证应有的效果。

1 辛味类

什么是辛味食物？

凡是具有发表、宣散、行气、活血等作用的食物，就属于辛味，被称之为辛味食物。

共同功效是什么？

凡是辛味食物，一般都具有发散风寒，宣散风热，疏通气郁，活血化瘀的共同功效。

适应范围有哪些？

用于养生保健，多用于春天、阴脏人。

用于辅助治病，多用于外感风寒或风热表证、气郁（滞）证、瘀血证，以及中医学所说的肺的疾病。

常用食材有哪些？

粮食类：玉米

蔬菜类：白萝卜、芫荽、辣椒、大葱、洋葱、大蒜、生姜、丝瓜、韭菜、菠菜、芹菜、茄子、芋头、鱼腥草

畜禽类：羊

食油类：菜油

调料饮料类：花椒、胡椒、桂皮、茴香、酒

2 苦味类

什么是苦味食物？

凡是具有清热、燥湿、通泻、降逆等作用的食物，就属于苦味，被称之为苦味

食物。

共同功效是什么？

凡是苦味食物，一般具有清泻火热、祛除水湿、通利二便、下降气逆的共同功效。

适应范围有哪些？

用于养生保健，多用于夏天、炎热地区、潮湿地区、阳脏人。

用于辅助治病，多用于热证、火证、伤暑、中暑、水湿积聚、二便不畅、气机上逆的呕吐、嗳气、呃逆等，以及中医学所说的心的疾病。

常用食材有哪些？

粮食类：绿豆、小麦

蔬菜类：苦瓜、黄瓜、青菜、竹笋、鱼腥草

坚果类：白果

调料饮料类：茶

 甘味类

什么是甘味食物？

凡是具有补益、和中、缓急等作用的食物，就属于甘味，被称之为甘味食物。

共同功效是什么？

凡是甘味食物，一般具有补益虚弱、调和脾胃、缓解痉挛的共同功效。

适应范围有哪些？

用于养生保健，可用于一年四季、各个地区、各种体质人群，尤其用于幼儿老年、虚弱体质、病后康复等人群。

用于辅助治病，多用于气血不足、脾胃虚弱、经脉痉挛所致的抽筋、转筋、疼痛等，以及中医学所说的脾的疾病。

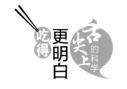

常用食材有哪些?

　　粮食类：大米、小麦、黄豆、黑豆、红薯

　　蔬菜类：胡萝卜、西红柿、南瓜、花菜、藕、莴笋、芋头、土豆

　　水果类：荔枝、香蕉、苹果、杨梅、石榴、梨、葡萄、李子、橘子、樱桃、
　　　　　　桃、西瓜、猕猴桃、杏、菠萝、柿子、大枣、枇杷、橙子、柚子、山
　　　　　　楂、桂圆、柠檬、桑椹、荸荠、甘蔗、橄榄

　　坚果类：花生、核桃、板栗、黑芝麻

　　菌藻类：木耳、蘑菇

　　畜禽类：猪、牛、羊、兔、鸡、鸭、鹅、鹌鹑

　　蛋乳类：鸡蛋、鸭蛋、鹌鹑蛋、牛奶

　　水产类：鲤鱼、鲫鱼、草鱼、黄鳝、泥鳅、黄花鱼、墨鱼、鱿鱼、乌龟、甲
鱼、虾、海参、淡菜

　　食油类：猪油、牛油、菜油、花生油、芝麻油

　　调料饮料类：白糖、冰糖、红糖、蜂蜜

酸味类

什么是酸味食物?

　　凡是具有收敛、固涩等作用的食物，就属于酸味，被称之为酸味食物。

　　此外，还有一种涩味食物，由于功效作用与酸味食物相同，所以常常酸涩并提。

共同功效是什么?

　　凡是酸味食物，一般具有收敛、固涩气血精津，不使之外泄耗散的共同功效。

适应范围有哪些?

　　用于养生保健，多用于秋冬季节、炎热地区、阳脏人。

　　用于辅助治疗，多用于气血精津外散所致的自汗、盗汗，长期、经常的腹
泻、尿多、遗尿、遗精、白带特多、滑胎（习惯性流产）等，以及中医学所说的
肝的疾病。

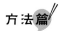

水果类：柠檬、苹果、石榴、葡萄、杨梅、橘子、梨子、山楂、猕猴桃、菠萝、柿子、枇杷、橙子、柚子、桑椹、橄榄

坚果类：白果、莲子（肉、须）

调料饮料类：醋

咸味类

什么是咸味食物？

凡是具有补益精血、软坚散结等作用的食物，就属于咸味，被称之为咸味食物。

共同功效是什么？

凡是咸味食物，一般具有补充滋养精血，软化、消散某些包块、结节的共同功效。

适应范围有哪些？

用于养生保健，多用于秋冬季节、体弱人群。

用于辅助治病，多用于精血不足的虚弱病证或身体某部长有包块如瘿瘤（甲状腺肿大的"大脖子病"）、大便干硬难解，以及中医学所说的肾的疾病。

常用食材有哪些？

菌藻类：海带、紫菜

水产类：墨鱼、带鱼、鱿鱼、螃蟹、虾、海参、海蜇、淡菜

调料饮料类：盐、酱油

淡味类

什么是淡味食物？

在五味食物之外，还有一类食物，其作用既不如辛、甘、酸、苦、咸味食物的作用那么明显，又具有自己独特的作用，习惯上把这一类食物称之为淡味食物。

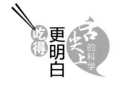

共同功效是什么?

凡是淡味食物,一般都具有渗湿利水、通利小便的共同功效。

适应范围有哪些?

用于养生保健,多用于雨水较多的夏秋季节、潮湿地区,平素痰多、肥胖的体质人群。

用于辅助治病,多用于水湿积聚、其输布、排泄障碍的病症,如平素痰多、大便稀溏、小便不利、水肿等。

常用食材有哪些?

粮食类: 赤小豆

蔬菜类: 丝瓜、冬瓜、花菜、大白菜、空心菜、油菜、黄瓜、藕、冬苋菜、竹笋、莴笋、苋菜、四季豆、豇豆、土豆

说明:

有两点必须说明:

其一,就食物的四气性质而言,每一种食物只具备其中的一种,即或凉、或寒、或温、或热、或平,不可能兼具。

就食物的五味而言,每一种食物都有可能同时具备多种味,即可以是咸酸,也可以是辛苦等。这是因为,"味"指作用,只要有多种作用,就具备多种味。

其二,每一种食物既具有气又具有味,如生姜性温、味辛,绿豆性寒、味苦,梨性寒、味甘,大枣性温、味甘等。

在养生保健或辅助治病的过程中,必须根据具体情况、性味的不同作用,准确地选用与之相适宜的食物,才能达到最佳的效果。

 三 按阴阳属性施食

阴阳学说,是中医学的重要理论之一,它根据相反对立的原则,把自然界相互

关联的事物与现象分为阴阳两大类。

如天、日、昼、热、动、升、外、火、无形的、兴奋的、气化的等，与地、月、夜、寒、静、降、内、水、有形的、抑制的、成形的等，前者属阳，后者属阴。

阴阳学说指导着中医学对自然、生命、疾病、诊断、治疗的运用实践，也指导着食疗的运用。

由于人的体质、疾病的性质、食物的性味都有阴阳的不同，只有正确的运用，才能收到应有的效果。

以人体的体质而言，阳脏人属阳，阴脏人属阴。

以疾病的性质而言，实证、热证一般属阳，虚证、寒证一般属阴。

以食物的四气而言，温性、热性属阳，凉性、寒性属阴。

以食物的五味而言，辛味、甘味、淡味属阳，苦味、酸味、咸味属阴。

正确运用的原则是：

阳脏人群、实性病证、热性病证、春夏季节、炎热地区，宜用阴性食物。

阴脏人群、虚性病证、寒性病证、秋冬季节、寒凉地区，宜用阳性食物。

四　按五行属性施食

五行学说，也是中医学的重要理论之一，它根据木、火、土、金、水五种物质及其现象而抽象出五种不同的属性特征。

木具有舒畅、升发等性质，火具有炎上、火热等性质，土具有承载、化生等性质，金具有沉降、收敛等性质，水具有寒凉、润下等性质。

以此作为依据，把自然界的事物与现象分为五大类：

如春天、东方、青色、酸味、风气等属木，夏天、南方、赤色、苦味、暑气等属火，长夏（农历六月）、中央、黄色、甘味、湿气等属土，秋天、西方、白色、辛味、燥气等属金，冬天、北方、黑色、咸味、寒气等属水。

中医学又根据人体肝、心、脾、肺、肾五脏功能特征与性质的不同，也分属于五行，具体是肝属木、心属火、脾属土、肺属金、肾属水。

由于事物之间具有同类相召、同气相求的现象，因此中医学认为食物的五味与五脏之间，分别具有特殊的滋养作用；同时，五行之间又具有相互抑制的关系，所以运用食物的五味进行辅助治病，必须具有针对性，才能收到应有的效果。

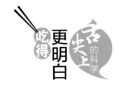

正确运用的原则是：

肝有病宜食酸味食物，心有病宜食苦味食物，脾有病宜食甘味食物，肺有病宜食辛味食物，肾有病宜食咸味食物。

肝有病宜忌辛味食物，心有病宜忌咸味食物，脾有病宜忌酸味食物，肺有病宜忌苦味食物，肾有病宜忌甘味食物。

当然，以上所说的宜食与宜忌，都只是相对的，而不是绝对的。宜食者，适当多吃一些，但绝不能肆无忌惮；宜忌者，尽量少吃一些，也并非绝对不可。

否则，同样不利。

五　按人体体质施食

体质是指人类个体在生命过程中，由先天遗传性与后天获得性因素所决定，表现在形态结构、生理机能、心理活动等方面综合的、相对稳定的特征。换句话说，体质是人群及人群中的个体，禀受于先天的遗传，接受于后天的影响，在整个生长、发育和衰老过程中所形成的个体体征。

中医学根据阴阳学说理论，把人体体质通常分为阳脏人、阴脏人、平脏人三大类。

由于食物有四气五味的不同，因此不同的体质有着不同的食物宜忌，只有与之相适宜，才能取得效果与减少伤害。

1　阳脏人群的食物宜忌

生理基础：阴精相对偏虚、阳气相对偏亢。

病理特点：相对容易感受热邪，晚春、夏季、初秋易病，患病以热证、湿热、阴虚火旺为多。

表现特征：体形偏瘦，脖颈细长，肩背偏窄，胸廓偏薄，腹部偏凹，姿势多向前倾，平素喜凉恶热，易于上火。

食物宜忌：宜食凉性、寒性、苦味、酸味、咸味食物，少吃温性、热性、辛味、甘味、淡味食物。

2 阴脏人群的食物宜忌

生理基础：阳气相对偏虚、阴寒相对偏盛。

病理特点：相对容易感受寒邪，深秋、冬天、初春易病，患病以寒证、寒湿、阳虚阴寒为多。

表现特征：体形偏胖，脖颈粗短，肩背偏宽，胸廓偏厚，腹部偏凸，姿势多向后仰，平素喜温恶凉，易于生寒。

食物宜忌：宜食温性、热性、辛味、甘味、淡味食物，少吃凉性、寒性、苦味、酸味、咸味食物。

3 平脏人群的食物宜忌

生理基础：阴阳平和协调，没有明显的偏盛偏衰，这是绝大多数的人。

病理特点：一般很少生病，如果生病，具体的寒证、热证、虚证、实证的性质，多与所感受邪气的质量、季节变化、身体状态等有关。

表现特征：体形匀称适中，胖瘦并不明显，姿势、喜恶也不特别。

食物宜忌：各种性味的食物均可食用，没有明显的宜与忌，但不宜过分，否则同样不利。当然，其他体质人群的宜忌也应如此。

六 按季节地域施食

季节有春、夏、秋、冬之异，地域有东、南、西、北之别，其气候特征各不相同。

中医学认为只有按照各自特征施行适宜的食物宜忌，才能得到相应的效果、避免不必要的伤害，这就叫做因时因地制宜。

如果加上前面所提到的根据体质施食，即因人制宜，这就是中医学"三因制宜"的原则。

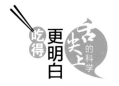

 不同季节的食物宜忌

春天

气候特点：春天里，自然界的阳气开始升发，阴寒逐渐消散，气候由寒转暖而多风。

但在春分之前的初春，由于离冬不远，阴寒虽然始散，但还是偏盛，故而气候相对偏凉；而在春分之后的晚春，距夏已近，阴气渐尽，阳气渐旺，故而气候相对偏温。

食物宜忌：总体上讲春天宜食辛味、温性食物，辛味能助阳气之升发，温性能使风寒之消散。

但在初春，又宜相对偏温；而在晚春，又宜相对偏凉。

整个春天宜少吃酸味苦味、大寒大热之食物。前者不利于阳气升发，后者与气候反差太大。

夏天

气候特点：夏天里，自然界的阳气旺盛，阴气潜藏，气候炎热。

食物宜忌：夏天的食物，总以凉寒、苦味为宜，以能散暑热之气。

此外，一因暑热之气容易耗损津液、损伤阳气，所以又宜辅以能生津益气之甘味食物；二因暴雨常有，所以常夹水湿，又宜辅以淡味之物，以利水湿。

整个夏天少吃大辛大热之物，以免助热上火。

秋天

气候特点：秋天里，自然界的阳气开始收敛，阴气逐渐上升，气候转凉而多燥。

但在秋分之前的初秋，因离夏天很近，炎热还未完全散去，故多温燥；而在秋分之后的晚秋，因距冬天不远，阴寒已渐偏盛，故多凉燥。

食物宜忌：总体上讲秋天宜食甘酸、滋润、收敛的食物，以其能滋润秋燥、助阳收敛。

初秋以甘凉为宜，晚秋以甘温为宜；

整个秋天，少吃大热大寒、辛味淡味之物，以免影响阴阳应时之升降。

冬天

气候特点：冬天里，自然界的阳气潜藏，阴气旺盛，气候寒冷。

食物宜忌：冬天的食物，总以温热、甘咸为宜，以能补益阳气、驱散寒冷。

少吃辛苦、寒凉之物，以免妨碍阳气的潜藏，甚至伤害阳气。

 不同地域的食物宜忌

气候特点：一般来说，北方、西方地区多寒、多风，尤其在晚秋、冬天、初春；

而南方、东方地区多热、多湿，尤其在晚春、夏天、初秋。

食物宜忌：总体上讲，北方、西方地区宜食温性、热性、辛味、淡味的食物，

少吃凉性、寒性、苦味、酸味的食物；南方、东方地区宜食凉性、

寒性、苦味、淡味的食物，少吃温性、热性、辛味、酸味的食物。

 七 按病证表现施食

中医学认为各种病证都有着性质、部位等区别，其具体表现也各不相同，临床治疗用药物也好，选食物也罢，其性味、功效都必须与之相适宜，才能收到应有的效果。

这种个性化的治疗，就是中医学治病的精华，叫做辨证论治。

从广义上讲，本节以前所讲的按食物性味、阴阳属性、五行属性、体质特征、季节地域等施食，都属于个性化辨证论治的范畴。

就病证的定性而言，主要以寒热虚实、气血阴阳为基础；从病证的定位来说，则以五脏六腑为准则。

 寒热虚实的食物宜忌

寒证

病因病理：多因外界天气的寒凉所伤，或过吃生冷的食物所致，体内阴寒偏盛而成为寒证。

一般以晚秋、冬天、初春季节，寒冷地区，以及阴脏人、老弱者发病为多。

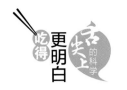

症状表现：以感觉怕冷、喜欢温暖、肢体发冷、各种排出物色白清稀、面色苍白、口淡不渴、或有某处冷冰冰的疼痛、舌质色淡、舌苔色白等为主要特征。

食物宜忌：宜食温性、热性、辛味、淡味的食物以散寒，不宜吃凉性、寒性、苦味、酸味的食物而助寒。

热证

病因病理：多因外界天气的暑热所伤，或过吃辛辣燥热的食物所致，体内阳热偏盛而成为热证。

一般以晚春、夏天、初秋季节，炎热地区，以及阳脏人、青壮年发病为多。

症状表现：以身体发烧、怕热觉热、喜欢凉爽、各种排出物色黄浓稠、面色发红、口干渴饮或有某处烧乎乎的疼痛、舌质色红、舌苔色黄等为主要特征。

食物宜忌：宜食凉性、寒性、苦味、酸味的食物以清热，不宜吃温性、热性、辛味、甘味的食物而助热。

虚证

病因病理：多因各种邪气太盛所伤，或饮食无节、劳倦太过，亦因生病日久，以致人体的正气受到损伤而成为虚证。

一般以久病、年老、体弱者发病为多。

症状表现：就具体而言，中医学又有阴虚、阳虚、气虚、血虚之分，但从总体上讲一般性虚证以神情疲乏、身体觉软、声音低微、动作无力、疼痛喜按、不耐疲劳等为主要特征。

食物宜忌：宜食温性、甘味、咸味的食物以补虚，不宜吃寒性、苦味、淡味的食物而伤正。

实证

病因病理：多因各种邪气太盛，盘踞在体内不去而成为实证。

一般以新病、少儿、青壮年发病为多。

症状表现：具体表现虽因邪气的种类、邪聚的部位不同而异，但从总体上讲一般性实证以声音高亢、动作有力、疼痛拒按、气息粗大等为主

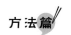

要特征。

食物宜忌：具体根据寒证与热证的不同，分别选用温性、热性、咸味与凉性、寒性、苦味等食物以祛邪，一般不宜甘味、辛味的食物而助邪。

2 气血阴阳的食物宜忌

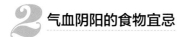

气虚证

病因病理：多因邪气所伤，其中以寒邪、湿邪为多，亦因饮食无节、劳倦太过、生病日久，以致人体的精气不足而成为气虚证。一般以阴脏人、年老、体弱者为多。

症状表现：以声音低微、神疲气短、身觉乏力、不想说话、不想运动、经常自汗（不动汗出，动则汗甚）等为主要特征。

食物宜忌：宜食荔枝、大枣、黄豆、核桃、花生等温性、甘味、辛味，又能益气补气的食物；不宜吃凉性、寒性、苦味的食物，以免气虚更甚。

气滞证

病因病理：多因喜、怒、忧、思、悲等情绪变化异常，所致人体气的滞而不行、或行而不畅而成为气滞证，又叫气郁证。

症状表现：以胸腹腔内、头部等局部的发胀觉堵、或胀鼓鼓的疼痛、或窜来移去的疼痛、喜欢或易于叹气嗳气矢气、而叹气嗳气矢气之后胀满疼痛减轻、神情郁闷不舒等为主要特征。

食物宜忌：宜食白萝卜、冬瓜、葱、姜、芫荽等辛味、淡味、咸味、凉性、温性，又能行气散郁的食物；不宜吃甘味、酸味、苦味、寒性、热性的食物，以免更加郁滞不行。

血虚证

病因病理：多因饮食不调、摄入不足，或久病消耗，也可因外伤、手术出血太多，以及月经量大等，所致血液亏损而成为血虚证。

症状表现：以眼睑、面部、口唇、舌质、爪甲等颜色淡白为主要特征。

食物宜忌：宜食大枣、桂圆、花生、荔枝、樱桃以及海产品、动物内脏等甘味、咸味、温性，又能养血生血的食物，不宜辛味、苦味、淡味、

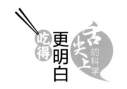

以及大热、大寒的食物，以免更加伤血耗血。

血瘀证

病因病理： 多因寒邪、湿邪等困阻，或热邪的煎熬，或气机郁滞不能推动血液畅行，也可因于外伤出血的瘀积，以致血行不畅甚至瘀积不行而成为瘀血证。

症状表现： 以面部、口唇、舌质、爪甲或某一个局部的颜色青紫，局部有针刺般的疼痛、固定不移、夜晚痛甚、拒按拒揉等为主要特征。

食物宜忌： 宜食山楂、桂皮、老姜、葱头、白酒等辛味，又能活血化瘀的食物；不宜吃酸味、凉寒性质的食物，以免更加瘀积不行。

阴虚证

病因病理： 多因火热之邪煎熬耗损，或热证日久，或辛辣温热的食物太过，以致于阴液亏损、阳气失去制约则偏亢，而成为阴虚火旺的虚热证。

症状表现： 以身体逐渐消瘦、口舌咽喉干燥、大便干硬难解、小便量少色黄、两颧颜色嫩红、下午晚上潮热、手心足心发烧、喜欢寒凉、最怕温热、盗汗（睡中出汗、醒后汗止）等为主要特征。

食物宜忌： 宜吃甘味、咸味、凉性、寒性的食物，以滋阴降火，如银耳、海参、乌龟、甲鱼、鸭子、鸭蛋、螃蟹、黄鳝等；不宜吃辛味、淡味、温性、热性的食物，而伤阴助热。

阳虚证

病因病理： 多因寒邪或寒湿所伤，或过食生冷、苦味寒性的食物，以致阳气损伤，不能温暖身体，而成为阳虚阴寒的虚寒证。

症状表现： 以面色苍白、声音低微、懒言懒动、肢体冰凉、小便透明冰冷量多、尤其夜尿次多、大便清稀冰冷、喜欢温暖、最怕寒冷、自汗（不动易汗、动就更多）等为主要特征。

食物宜忌： 宜食辛味、甘味、温性、热性的食物，以温阳散寒，如鹌鹑、牛肉、羊肉、虾、核桃、板栗、桂圆、葱、姜等食物；不宜吃苦味、凉性、寒性的食物，而伤阳生寒。

3 五脏六腑的食物宜忌

心的病症

特征症状：中医学认为心最主要的生理功能，是主神明与主行血。

前者既指主持整个生命活动，称之为广义之神，又指主持整个精神活动，称之为狭义之神；后者指心能推动全身气血的正常运行。

一旦发生疾病，就会心神不安或气血不畅，出现失眠、多梦、健忘、精神活动异常，或面唇舌质青紫、心前区刺痛等症状。

食物宜忌：心神不安，宜食一些具有宁心安神的食物，如香蕉、苹果、大枣、桂圆、牛奶、小麦等，而不宜食辛散、兴奋性刺激性食物，如葱、姜、芫荽、辣椒、茶、酒等，以免使心神更加不安。

血行瘀阻，宜食一些能够行气活血的食物，如山楂、葱、姜、酒，而不宜食酸收、苦寒性食物，如醋、苦瓜、绿豆、西瓜、梨等，以免加重瘀滞。

肺的病症

特征症状：中医学认为肺最主要的生理功能是主宣发与肃降。

所谓宣发，是指肺能够把由脾胃所化生并升发到肺的水谷精气，向外向上输向头面体表，同时又把体内浊气、包含了今天所说的二氧化碳排出体外；所谓肃降，是指肺能把水谷精气，向内向下输到肺以下的体内各脏腑，同时又把自然界的清气，包含了今天所说的氧气吸入体内，从而保证了精气输布与呼吸功能的正常进行。

一旦发生疾病，宣发与肃降失常，就会出现咳嗽、胸闷、气紧、气喘、痰多等症状。

食物宜忌：宜食一些能够宣散、通降肺气，以及化痰、平喘、止咳的食物。

能够宣散肺气的，如葱、芫荽、白萝卜、鱼腥草等。

能够通降肺气的，如白萝卜及籽、橘子皮等。

能够化痰、平喘、止咳的，如橘子皮、白萝卜籽、枇杷及叶、杏与杏仁、梨、苹果等。

不宜食过于酸收或生痰的食物，如醋、桂圆、大枣、酒等，以使宣降更加不利。

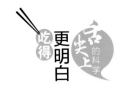

脾的病症

特征症状：中医学认为脾最主要的生理功能，是运化水谷、化生精津气血，并把它们升散到全身，起滋养作用，故脾被称为后天之本、气血之源。一旦发生疾病，就会出现以运化不良、精气不升、气血不足为病理的多种病症，如腹部觉胀、食后更胀、不知饥饿、容易腹泻、大便中或有不消化的食物残渣，甚至疲乏无力、声低气短、形体消瘦等症状。

食物宜忌：宜食一些能够健脾、升清、止泻的食物。

健脾的如牛奶、大枣、老南瓜、土豆、糯米、小麦、生麦芽、生谷芽等。

升清的如荷叶、葱等。

止泻的如莲子肉、石榴皮、白果、墨鱼骨等。

不宜食降气、通利的食物，如苦瓜、绿豆、白萝卜及籽、枇杷及叶、紫菜等、而使脾气更加下陷不升。

肝的病症

特征症状：中医学认为肝最主要的生理功能，是主疏泄与藏血。

所谓疏泄，是指肝能调理、畅达一身的气机，并参与了精神活动；所谓藏血，是指肝能储藏血液与调节血量，人在运动时血液由肝输送到肢体以供需要，人在静卧时血液又回归到肝里储藏。

如果疏泄不及，就会发生通常所说的肝气郁结，出现胸胁、乳房、头顶两侧的胀闷不舒，甚至胀鼓鼓的疼痛、情绪低落、爱生闷气、常常叹息等症状。

如果疏泄太过，就会发生通常所说的肝经火旺，出现胸胁、乳房、头顶两侧剧烈疼痛，甚至有烧乎乎的感觉、情绪急躁、容易发火等症状。

如果藏血功能失常，最主要的表现就是各种出血，如吐血、鼻血、咳血、尿血、便血，或月经点滴难尽、血量太多，甚至大出血。

食物宜忌：当肝气郁结不舒时，宜食一些能够疏肝理气的食物，如橘子皮、大葱、洋葱、白萝卜、花椒、胡椒等；不宜食酸涩收敛的食物，如醋、莲子等，而使肝气更加郁结。

当肝气疏泄太过时，宜食一些能够清肝、敛肝的食物，如绿豆、苦瓜、芹菜、梨、莲子等；不宜食辛散、燥热的食物，如葱、姜、蒜、花椒、胡椒、酒等，而使疏泄更加太过。

当肝不藏血而出血时，宜食一些能够收敛或止血的食物，如醋、莲子、乌贼骨、空心菜、生花生衣、茄子等；不宜食辛散、行气、活血的食物，如酒、橘子皮、大葱、花椒、胡椒、山楂等，以免加重出血。

肾的病症

特征症状：中医学认为肾最主要的生理功能是储藏精气。

这种精气从来源上讲，一是从父母双方肾中的精气结合而来，是形成本人生命的物质基础，这种精气又称为先天之精；二是本人既生之后，由本人脾胃所化生的水谷精气、除供生命活动所需之外，盈余部分就储藏于肾中，这种精气又称为后天之精。从作用上讲，一是供身体生长发育或五脏有病精气耗损时之需，二是身体发育成熟时以供繁衍后代之用。因此，肾被称为先天之本、五脏之根。

一旦发生疾病，就会出现以精气亏损为基本病理的多种病症，如腰膝酸软无力、头发脱落、牙齿松动、双足萎软、两耳蝉鸣，以及：

小儿发育不良，如囟门迟闭、个子矮小、智力低下、五迟（发迟、齿迟、站迟、语迟、行迟）、五软（头软、项软、手足软、肌肉软、口软）；

成年早衰，如过早的脱发、脱齿、阳痿、闭经、痴呆；

成年生殖功能障碍，如男女性欲低下，男子阳痿、早泄、遗精（睡中有梦而泄）、滑精（睡中无梦而泄）、精少不育，女子月经紊乱、闭经、不孕。

食物宜忌：宜食一些能够补益精气的食物，如黑豆、核桃、板栗、羊肉、蟹、龟肉、鳖肉、海参、猪脊髓等。

少吃苦瓜、丝瓜、胡椒、花椒、辣椒等过于苦寒、辛散的食物，以避免伤耗精气或更加不藏。

胃的病症

特征症状：中医学认为胃最主要的生理功能是受纳与腐熟水谷。

所谓受纳，是指胃能接受与纳入由口而入的食物；所谓腐熟，是指胃有初步消化食物的功能。由于经胃初步消化后的食物必须要下降到小肠，因此中医学又认为胃是主通降，以通畅为顺利，以下降为

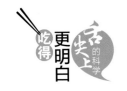

正常。

一旦发生疾病，就会出现以受纳、腐熟、通降失常为病理的多种病症，如左上腹胀或胀痛、食欲下降、食量减少，甚至厌食、嗳气（俗称打嗝、打饱嗝）、呃逆（俗称打呃、扎嗝忒）、呕吐等症状。

食物宜忌：宜食一些能够开胃、健胃、消食、降气的食物，如山楂、番茄、石榴、炒麦芽、炒谷芽、白萝卜、白萝卜籽、橘皮、生姜等。

少吃核桃、大枣、板栗、辣椒、桂皮、茴香等过于滋腻有碍消化或辛辣燥热升散而加重气逆的食物。

胆的病症

特征症状：中医学认为胆最主要的功能之一，是储藏与排泄胆汁。

一旦发生疾病，胆汁的储藏与排泄失常，就会出现右上腹的胀满或胀痛，并牵连到右背肩胛骨的不舒、口苦、白眼仁与皮肤出现黄疸、小便深黄、结石等症状。

食物宜忌：宜食一些能够疏泄胆汁、消除黄疸、溶解排泄结石的食物，如冬瓜、冬瓜皮、芹菜、橘子皮、生姜、冬苋菜、冬苋菜籽等。

少吃酸味、涩味的食物，如石榴、莲子肉、柿子、菠菜、醋等，避免胆汁排泄更加不畅。

肠的病症

特征症状：中医学认为食物由胃初步消化后，下降到小肠。

小肠的主要生理功能，就是把由胃下降来的食物中精微部分与糟粕部分分开来，然后把精微部分上输给脾，由脾进一步运化成气血津液；把糟粕部分下降到大肠。

大肠的主要生理功能，就是把由小肠下降来的糟粕暂时储存起来，到一定时间排泄到体外。

一旦发生疾病，就会出现清浊不分、排便异常，如便次增多，便质清稀（统称腹泻）；或大便干结、排便困难、便时延长、多日不解（统称便秘）等症状。

食物宜忌：腹泻之时，宜食一些能够收敛止泻的食物，如莲子肉、白果、炒石榴皮、乌贼骨、醋等，不宜吃能够通利大便的食物以免加重腹泻。

便秘之时，宜食一些能够通利大便的食物，如紫菜、芹菜、白萝卜籽、韭菜、核桃、香蕉、猕猴桃、苹果、蜂蜜等，而不宜吃能够收敛止泻的食物以免便秘加重。

膀胱病症

特征症状：中医学认为膀胱最主要的生理功能是储藏与排泄小便。

一旦发生疾病就会出现小便的改变，如尿次频频、排尿急迫、排尿觉痛，甚至潴留解不出来，或小便失禁、遗尿等病症。

食物宜忌：当小便频、急、不通之时，宜食一些能通利小便的食物，如西瓜、冬瓜、冬瓜皮、赤小豆、猕猴桃、茶叶，而不宜吃能收涩小便的食物。

当夜尿特多、小便失禁、遗尿之时，宜食一些能收涩小便的食物，如乌贼骨、白果、莲子、莲子须等，而不宜吃能通利小便的食物。

必须指出，以上脏腑病变所出现的病症，都是各脏腑最主要生理功能发生改变的特征性病症，它的意义在于这些病症一旦出现，辨证定位就可确定于该脏腑已经发生疾病。

但是，在具体的辨证定性上，还有寒热虚实之分、气血阴阳之别；同时，所列举之食物也只是针对功能失调而言，而食物又有四气五味的不同，因此必须综合分析，针对性选择，才能起到食疗应有的效果。

比如，出现咳嗽、咯痰、气喘，就可确知是肺的宣降失常而发病；如果咳痰色黄黏稠，又有口干渴饮、舌质红色、舌苔黄色，甚至全身发热的症状，就属于热证咳喘；而咳痰色白清稀，又无口干渴饮、舌质淡白、舌苔白色，甚至怕冷觉冷，就属于寒证咳喘。

热证咳喘，就当选用凉寒性质、又能化痰止咳平喘的食物，如梨、枇杷及叶、白萝卜及籽、苹果等；寒证咳喘，则应该选用温热性质、又能化痰止咳平喘的食物，如橘子、橘子皮、杏、杏仁等。

再如，出现腰膝酸软无力、发脱齿松、双足痿软等，就可确知是肾精亏虚所发生；如果兼见下午晚上潮热、睡中盗汗、手足心热、口舌干燥、形体逐渐消瘦等，就属肾阴虚之证；如果兼见声音低微、懒言懒动、肢体冰冷、更觉怕冷、喜欢温暖等，就属于肾阳虚之证。

肾阴虚证，就当选用凉寒性质、甘味咸味又能补益肾精的食物，如黄豆、螃蟹、海参、龟肉及甲、鳖肉及甲等；肾阳虚证，就应该选用温热性质、甘味咸味，又能补益肾精的食物，如黑豆、核桃、羊肉、鹌鹑、鱿鱼、墨鱼、虾等。

食材篇

　　为让普通老百姓"买得起""买得到"，都能享受到食疗的保健、养生以及辅助治疗的神奇作用，本篇仅对以下人们日常生活中最普通、最常用的食物做介绍。

　　作为食物，主要是提供人体生命活动所需要的各种营养物质，即营养价值；但因本（套丛）书的目的在于食疗，所以主要介绍它的药用价值与治疗运用。

　　各种食物具体的功效作用，皆从中医学的认识着手；而对当今认识有着许多特殊作用的某些食物，也作选择性的适当介绍。

　　食物运用所提到的剂量，都是成人一天大概的剂量，因其都是食物，所以实际用量略为超出也无大碍。

　　煎熬所要求的时间，都从熬开煮沸后开始计算。

　　调料的加入，除特殊要求外，一般可根据个人的口味，适量即可。

　　经过加工制作后的食品，除个别种皮、种仁等不食以外，一般都是连物带汤一起内服；除特殊要求外，一般一日服三次。

　　此外，由于食物毕竟不是药物，其保健尤其是治疗的作用，肯定不如专用药物那么强或快，因此可根据具体情况，适当坚持使用一些时日，切莫操之过急。

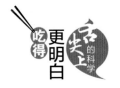

 粮食类

1 小麦

性质与气味

温性，苦味、甘味。

功效与运用

① **建中益气**

用于平素体弱、脾胃气虚所引起的常感乏力、食欲不佳、便软不成形等表现。

小麦50~100克或生麦芽30~50克、大枣5~10克，水适量，熬粥，分三次内服。

腹部胀满明显的，待粥快熬熟时，可加陈皮5~10克。

② **养心安神**

用于平素气虚体弱或病后气虚未复，所引起的睡眠不深、容易惊醒、记忆力下降等表现。

小麦50~100克、桂圆肉10~20克、桑椹10~20克，水适量，先用小麦熬粥，最后加桂圆、桑椹再熬5分钟，分三次服用。

③ **收敛止汗**

用于一切盗汗、自汗。

阴虚所致盗汗

浮小麦（浮在水面上的干瘪小麦）100克、银耳5克、苦瓜30克，先将银耳泡软、煎熬40~60分钟，再加浮小麦、苦瓜煎熬10分钟，取汁600毫升，分三次内服。

阳虚所致的自汗

浮小麦100克、桂圆肉10~20克、核桃仁5~10克，煎煮10分钟，取汁600毫升，分三次内服。

自汗、盗汗特别严重的，上方均可加入莲子须20克、玉米须50克。

④ 消食和胃

用于暴饮暴食所引起的胃部饱胀疼痛、食欲下降、食量减少，尤其用于因过食面条、包子、馒头等所致者。

炒麦芽30~50克，煎熬10分钟，取汁300毫升，分三次内服。

也可加入炒谷芽30~50克、炒山楂片3~5克。

⑤ 回乳断乳

用于哺乳中的妇女、意欲断奶者。

炒麦芽或生麦芽50~100克，煎熬10分钟，取汁300毫升，分三次内服。

也可加莲子10克、陈皮5克。

不欲断奶者，禁用。

现代将小麦胚芽加工成的食用油，有降低血脂、胆固醇，防治动脉硬化、冠心病的作用。

2 大米

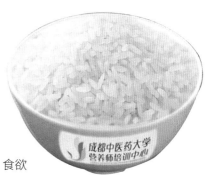

[性质与气味]

平性，甘味。

[功效与运用]

① 建中益气

用于素体脾胃虚弱所引起的精神疲惫、食欲不佳、经常便稀、饭后欲便、饭后欲睡等表现。

大米或糯米50~100克、或生谷芽30~50克、大枣5~10克、莲子10克，煎熬30~40分钟，每次100毫升，四季均可使用。

腹部胀满明显的，可加陈皮5~10克。

② 除烦止渴

用于因饮水太少或汗尿太多，以致津液不足，所引起口干口渴、多饮、心烦不舒等表现。

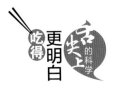

大米100克，熬稀粥，取汁，也就是米汤100~200毫升，一次内服。

也可以加入莲子心3克、银耳3克，同熬。

③ 消食和胃

用于暴饮暴食所引起的胃部胀满、食欲下降、食量减少，尤其用于因过食米饭所致者。

炒谷芽30~50克，熬水10分钟，取汁300毫升，分三次内服。

也可加入炒麦芽30~50克、炒山楂3~5克。

3 玉米

[性质与气味]

温性，辛味。

[功效与运用]

① 调中和胃

用于脾胃虚弱、食少、大便经常不成形者。

玉米细粉50克，水适量，熬粥，每次50~100毫升，内服。冬季服用更佳。

也可加入莲子肉10克，腹部胀满的可加入陈皮10克。

② 淡渗利尿

用于水湿积聚，所引起的小腹胀满、小便不利者。

玉米须（平性、淡味）100克，煎熬10分钟，取汁300毫升，分三次内服。

有明显面目、足踝浮肿的，可加入冬瓜皮100克。

现代认为玉米须有如下的治疗作用：

降血脂、胆固醇

用于血脂、胆固醇升高，脂肪肝等。

玉米须100克、生山楂5~10克、黑木耳2克；

玉米须100克、莱菔子（白萝卜的种籽）10克；

煎熬10分钟，取汁300毫升，当茶饮。

降血压

用于高血压。

玉米须100克、芹菜（茎、叶同用）100克，煎熬5分钟，取汁500毫升，当茶饮。

降血糖、尿糖

用于糖尿病，血糖、尿糖升高的患者。

玉米须100克、生苦瓜（去籽）50克，煎熬5分钟，取汁300毫升，当茶饮。

降尿蛋白

用于慢性肾炎、肾病综合征等，有蛋白尿者。

玉米须100克、赤小豆50克，先将赤小豆煎熬20分钟，再加入玉米须煎熬5分钟，取汁300毫升，当茶饮。

浮肿明显者，可加入冬瓜皮50克。

4 黄豆

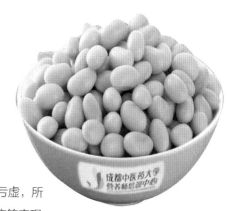

[**性质与气味**]

凉性，甘味。

[**功效与运用**]

① **补益精气**

用于素体虚弱、久病体虚、精气亏虚，所引起的形神疲惫、不耐疲劳、易于生病等表现。

② **健脑益智、延缓衰老**

用于用脑过度或年老衰退等，所引起的记忆力下降、注意力不集中、反应迟钝、动作迟缓等表现。

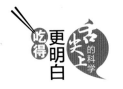

③ 益精清热

用于妇女更年期所出现的口咽皮肤窍道干燥、阵阵潮热、汗多、手足心热、易于急躁、月经紊乱等表现。

以上可常食用黄豆及黄豆制品的食物，如青黄豆、豆浆、豆花、豆腐等，以豆浆最好。

黄豆之所有以上作用，与它所含丰富的植物蛋白、大豆卵磷脂、大豆异黄酮等有关。

应当注意，大豆所含的大豆异黄酮，素有植物性雌激素之称，因此如果有乳腺小叶增生、乳腺或卵巢有包块、子宫肌瘤等患者，则不宜过量食用。

④ 治疗痈疮

用于皮肤局部急性发生的发红、肿胀、灼热、疼痛的痈疮。

生黄豆适量，用嘴咀嚼细绒，外敷于痈的表面，待其干燥后揭去，一日二至三次。

现代还认为常食黄豆制品，有降低血脂、预防动脉硬化、冠心病等作用；此外，由于黄豆还含有比较丰富的磷、铁、钙等物质，所以有防治小儿发育不良的佝偻病、老年人骨质疏松、缺铁性贫血，以及保护肝功等作用。

5 绿豆

[性质与气味]

寒性，苦味。

[功效与运用]

① 清解暑热

用于炎热夏天，暑气伤人，有预防、治疗伤暑、中暑的作用。

绿豆20克，煎熬30分钟，取汁300毫升，冰糖适量，分三次内服。

口干舌燥、小便量少、排尿不利明显者，可待绿豆煮熟冷却后，加入西瓜汁300毫升，分三次内服。

也可加入银耳3克，与绿豆同煎。

② **清热泻火**

用于因情绪太过，尤其过食辛辣香燥的食物等引起的脏腑火盛，如：

肝火所见的目赤红肿、急躁易怒、口干口苦、耳鸣如钟等表现；

心火所见的入睡困难、梦多易醒、心中烦躁、舌头生疮等表现；

肺火所见的咽喉干痛、鼻腔干痛、胸腔热痛、咳喘痰黄等表现；

胃火所见的口干渴饮、易饥多食、胃部灼痛、牙龈肿痛等表现。

绿豆20克、苦瓜30克，先将绿豆煎熬30分钟，待至熟烂，再加入苦瓜熬5分钟，取汁300毫升，分三次服用。

肝火，还可加入芹菜50克与苦瓜同时加入；

心火、胃火，还可加入莲子心3克与绿豆同时煎熬；

肺火，还可加入新鲜鱼腥草50克或干燥的鱼腥草15克，与苦瓜同时加入。

③ **清解毒物**

对于砷、铅、汞等金属毒物，以及发芽的马铃薯、未煮熟的四季豆、有毒的蘑菇等草木毒物在体内的残留，绿豆有一定的分解清除作用。

绿豆50克，煎煮30分钟，取汁200毫升，一次内服。

必须指出，如果误服含有以上毒素的食物，出现明显的中毒症状，如食后很快出现剧烈的上吐下泻，或牙关紧闭难开、四肢抽搐不止，或面目黄疸明显、小便减少或无，或神志昏迷以及窍道出血等表现，应该立即去正规医院救治，切莫延误。

6 黑豆

┌─────────────┐
性质与气味
└─────────────┘

温性，甘味。

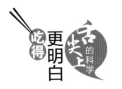

[功效与运用]

补肾乌发：

用于肾精不足所引起的腰膝酸软、头发早白、脱发较多等表现。

黑豆20克，煎熬30分钟，取汁300毫升。

还可加入板栗10克、核桃10克，同煎。

或者加糯米100克，熬成稀粥500毫升。

分三次服用。

用黑豆制成的各种食品同样有此作用。

黑豆与黄豆在食疗作用上，有相同之处。但黄豆偏凉，多用于晚春、夏天、初秋、炎热地区、偏热性病症；黑豆偏温，多用于深秋、冬天、初春、寒冷地区、偏寒性病症。

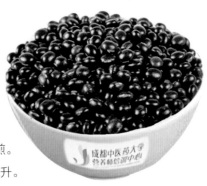

7 赤小豆

[性质与气味]

凉性，淡味。

[功效与运用]

① 利尿消肿

用于水湿积聚所引起的面目浮肿、或下肢凹陷性水肿，常见于现代所说的急慢性肾炎、肾病综合征、肝硬化等疾病的过程中，也可用于妊娠期水肿。

赤小豆60克、冬瓜皮60克，先将赤小豆煎熬30分钟，再加冬瓜皮煎熬5分钟，取汁300毫升，分三次服用。

尿蛋白明显或血浆白蛋白较低，还可加入鲫鱼50克、玉米须100克，与冬瓜皮同时加入煮5分钟，取汁500毫升，分三次服用。

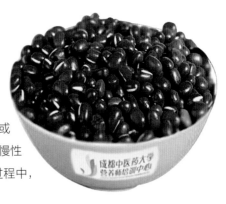

② **促行精液**

用于男性在同房时排精不畅或伴有疼痛。

赤小豆60克，煎熬30分钟，取汁300毫升，分三次服用。

疼痛明显的，加荔枝核（打破）10克。

8 红薯

[**性质与气味**]

温性，甘味。

[**功效与运用**]

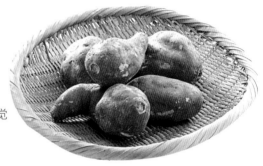

① **健脾和胃**

用于脾胃不足所引起脘腹觉冷、经常隐痛、形体消瘦等表现。

② **润肠通便**

用于经常便秘、解便时间很长、排便不爽，尤其是脾胃不足所致感觉排便无力、便后觉累等表现。

一般性食用，每次30~50克，蒸、煮、烤均可。

二 蔬菜类

1 白萝卜

[**性质与气味**]

寒性，辛味。

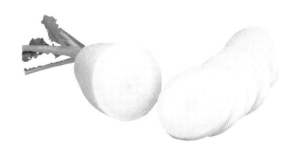

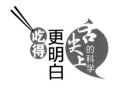

┌─────────────┐
│ 功效与运用 │
└─────────────┘

① 消食和胃

用于暴饮暴食所引起的腹胀、厌食，尤其是过食肉类食物所致的闷油、厌肉等表现。

白萝卜30~50克，煎熬10分钟，取汁150毫升，一次性内服。

白萝卜的种籽（中药称"莱菔子"）10克，煎熬20分钟，取汁300毫升，分三次内服。

加入炒山楂5克同煎，效果会更佳。

② 化痰降气

用于痰浊壅肺所引起的咳嗽、气喘、胸闷，尤其是痰涎很多，常见于西医所指的支气管炎、肺气肿等疾病的表现。

白萝卜30~50克或者莱菔子10克，煎熬10分钟，取汁300毫升，分三次内服。

痰液色黄浓稠的，可待其他食物煎熬8分钟左右，再加入鱼腥草50克，再煎熬2~3分钟；

痰液色白清稀的，可加入老姜10克同煎；

以上都可加入橘子皮10克。

③ 生津消渴

用于一般性津液不足所引起的口干、口渴、多饮，也可用于中医学所说的消渴病，类似于今天所说的糖尿病过程中的口干、口渴、多饮等表现。

生白萝卜打碎，取汁，内服，每次30毫升。

属于消渴病者，还可以用生苦瓜打碎，取汁，每次10毫升，混合内服。

④ 减肥瘦身

用于体形肥胖，意欲减肥瘦身者。

白萝卜200克、冬瓜连皮200克、新鲜荷叶30克、生山楂5克，煎熬5分钟，取汁500毫升，当茶饮。

食欲特佳者，去掉山楂。

⑤ 解酒醒酒

用于饮酒过量而烂醉者。

生白萝卜打碎，取汁20~30毫升，灌下即可，很快可以清醒。

⑥ **预防感冒**

感冒流行季节，一般医生或百姓都常使用中药大锅汤，虽然效果肯定，但既不方便，又违背无病不宜吃药的本书主张，其实以下方法既简单又方便，不需吃药，同样可以起到预防感冒、流行性感冒，以及白喉、流行性脑脊髓膜炎等病的作用，愿君一试：

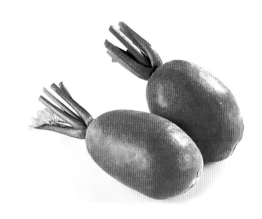

生白萝卜打碎取汁，清晨出门之前，每个鼻孔滴上1~2滴，然后再捏着鼻子呼一、二次，即可。

白萝卜能分解亚硝胺，使致癌物质失去致癌作用；同时白萝卜所含的木质素能提高免疫细胞吞噬的能力，因此经常食用白萝卜有一定的防癌治癌作用，尤其是消化系统的癌症。

2 胡萝卜

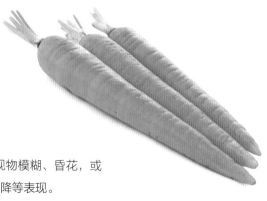

[**性质与气味**]

温性，甘味。

[**功效与运用**]

养血明目：

用于肝血不足所引起的视物模糊、昏花，或者眼前觉有黑影晃动、视力下降等表现。

胡萝卜50~100克，或鸡肝、或鸭肝、或猪肝50克，煎炒、蒸熟或者煮熟均可，一次性佐餐。

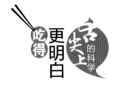

当今时代，使用电脑、电视等时间较多，常常过度用眼而使眼睛疲劳，很易产生以上的不适，故而经常服用胡萝卜，对于视力的保护有着极大的好处。而胡萝卜之所以能起到养血明目的作用，与其含有丰富的胡萝卜素、维生素A有关。

必须注意，维生素A属于脂溶性，只有在脂肪油的烹调下才能溶解而起作用，所以烹调时必须加入适量的食用油或肉类。

3 大葱

[性质与气味]

温性，辛味。

[功效与运用]

① 发散风寒

用于外感风寒邪气所引起的风寒表证，一般见于感冒初期所出现的怕冷怕风、鼻塞不通、鼻腔发痒、喷嚏清涕等表现。

全大葱20克、芫荽20克、老姜10克，煎熬5分钟，取汁200毫升，红糖适量，一次内服。

② 活血化瘀

用于因心气血不通所引起的心前区感觉憋闷、压迫、刺痛，伴见口唇舌质发青等表现。

大葱头20克、生山楂5克，煎熬5分钟，取汁100毫升，一次内服。

四肢不温，加入干姜10克、桂皮5克，同煎。

以上情况，多见于当今所说的冠心病、心肌缺血、心绞痛发作以及主动脉硬化的过程中，如果疼痛特别剧烈、面色苍白、唇舌青紫特别严重、四肢冰冷，就应该立即使用随身所带的急救药或到医院急救，以确保生命安全。

用于局部外伤所致的青紫肿痛。

大葱头、老姜等分，打烂，加入白酒适量，外敷，一日2~3次。

③ **温肾壮阳**

用于肾阳虚衰所引起的男子阳物痿软不举，或举而不坚，或坚而不久，男女性欲冷淡、高潮不显、快感不佳，或伴有疲乏无力、畏寒肢冷、腰膝酸软等表现。

大葱籽（即种子）10克、韭菜籽（即种子）10克、核桃仁10克、桂皮10克，煎熬10~15分钟，取汁300毫升，分三次内服。

④ **散寒止痛**

用于脾胃阴寒所引起的胃脘或腹部时时冷痛、食饮温热痛减、食饮生冷加重，或伴有食后隔一阵时间就会反胃清涎、大便软溏不成形者。

全大葱20克、老姜5克、橘子皮10克，煎熬5分钟，取汁300毫升，分三次内服。

疼痛厉害的，每次可加入胡椒粉0.5克，兑服。

⑤ **治疗冻疮**

用于冬季身体局部所生、尚未破溃的冻疮。

全大葱10克、生姜5克、生山楂5克，均需打碎，白酒100毫升，浸泡3天，每天搅拌两次，每次1分钟，然后用酒摩擦患处，每日2~3次，每次1分钟。

大蒜

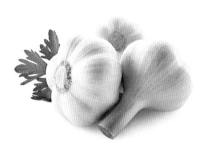

> 性质与气味

热性，辛味。

> 功效与运用

① **散寒止痛**

用于中焦寒湿所引起的脘腹冷痛、得温减轻、得冷加重，或伴有大便稀软者。
生大蒜泥3克，内服。

② **消食和胃**

用于暴饮暴食所引起的腹胀、厌食，尤其是过食肉类食物所致的闷油、厌油者。

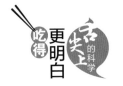

生大蒜泥3克，内服。

大蒜10克、烧熟，炒山楂5克、煎熬5分钟，取汁100毫升，送服，效果更佳。

古希腊运动员常食大蒜，用以强壮身体，提高运动成绩；而在印度大蒜又是歌唱演员用以保护嗓音的常用食品。

当今认为大蒜具有广谱的抗菌抑菌作用，如痢疾杆菌、大肠杆菌、伤寒杆菌、白喉杆菌、霍乱孤菌、金黄色葡萄球菌，以及阴道滴虫；又能降低血脂、防止血凝、防止动脉粥样硬化；能使烹调中的蛋白质变性而易于吸收。

此外，常吃大蒜能提高身体对维生素B_1的吸收率，增强维生素B_1的治疗效率，增强人体的免疫能力，促进新陈代谢，预防有害放射线对人体的伤害，阻断亚硝胺的合成而具有防癌作用，以及防止乙肝的传染。

大蒜的吃法，应以生吃为佳，这是因大蒜的多种治疗作用，都与其所含的大蒜素有关；而大蒜素在大蒜中还是个半成品，必须充分氧化后才能成为成品而发挥作用。

因此，正确的吃法应该将生大蒜捣成泥状或切成薄片，平摊在餐盘中，在空气中暴露20分钟左右，再吃。

至于生吃大蒜所引起的口中异味，则可将干茶叶少许放入口中咀嚼2分钟左右，吐渣，再用清水漱口，如此口中只有茶香，而无蒜臭。

此外，大蒜的附属产品蒜苗、蒜苔，其性味、作用，与大蒜相同，一般与其他食物，尤其肉类一起烹饪、服用。

5 洋葱

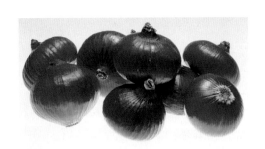

[性质与气味]

温性，辛味。

[功效与运用]

① 利鼻通窍

用于伤风之后，或平素易于鼻塞不通者。

生洋葱切片，放在鼻孔边，再向内吸气2~3次即可，每天2~3次。

② 行气温阳

用于心肺阳气不畅所引起的胸闷不舒，或者心前区觉有憋闷感、或有轻微的胀痛、刺痛等，类似于当今所说的动脉硬化、冠心病、心肌缺血等疾病中的表现。

洋葱30克，煎熬5分钟，取汁300毫升，分三次内服。

怕冷肢冷明显者，可加入桂皮10克或干姜10克；

口唇舌质发青者，可加入生山楂5克，同煎。

③ 散寒止痛

用于因脾胃有寒所引起的脘腹冷痛、得温痛减、得冷加重者。

洋葱30~50克、生姜丝10克，调料适量，一次性凉拌生吃。

洋葱30~50克、老姜10克，煎熬5分钟，取汁300毫升，分三次内服，吃时可再加胡椒粉0.5克。

洋葱含有较强的血管舒张物质，能够减少外周血管与冠状动脉的阻力，有对抗儿茶酚胺、促进钠盐的排泄，从而达到降低血压的作用；而所含有的类黄酮抗氧化剂，能防治动脉管壁增厚、血管硬化，降低血脂；以及含有较多的半胱氨酸，有推迟细胞衰老，起到一定的延寿作用。

6 生姜

性质与气味

温性（生姜）、热性（干姜），辛味。

功效与运用

① 发散风寒

用于外感风寒初起所引起的怕风怕冷、鼻塞、清涕、舌质色淡、舌苔薄白等表现。

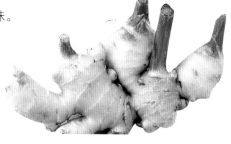

老生姜（打碎或切片）20克、葱头（打破）20克、芫荽20克，先将老姜、葱头熬开5分钟，再加入芫荽煎1分钟，取汁300毫升，红糖适量，分三次内服。

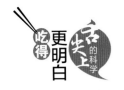

② 降逆止呕

用于腹部受凉或过食生冷，以致胃中有寒，所引起频繁的嗳气（俗称打嗝）、干呕、呕吐清稀、喜热饮食、舌质色淡、舌苔色白等表现。

老生姜（打破或切片）20克、橘子皮10克，煎熬5分钟，取汁200毫升，食盐少许，趁其温热，频繁当茶饮。

③ 温中止痛

用于腹部受凉或过食生冷，以致胃中有寒，所引起的胃脘腹部冷冰的疼痛不止、得温可减、得寒加重、喜热饮食、舌质色淡、舌苔色白等表现。

老生姜（打破或切片）20克，煎熬5分钟，取汁300毫升，每次100毫升，服用时加入胡椒粉0.5克，盐少许，趁其温热内服。

④ 跌打损伤

用于肢体、关节等局部急性跌打损伤，所引起的青紫、瘀肿、疼痛。

老生姜、葱头等分，捣烂，白酒适量调和，外敷患处，一日1~2次。

⑤ 回阳救逆

用于阳气亏虚日久，或寒冻过度等，所引起的突然出现极度神疲乏力、面色苍白、四肢冰冷、冷汗大出、脉搏微弱等阳气衰竭的表现。

干姜20克、肉桂皮10克，煎熬10分钟，取汁150毫升，红糖适量，频繁灌下。

需要指出，以上表现与当今所说休克表现极为类似，一旦出现，最正确、明智的选择应立即去医院救治，以保万一。当然，在当时无条件医疗救治时，用以上方法一治，总比束手待毙强。至于干姜之所以能起到回阳救逆的作用，与其所含的姜醇具有强心的作用有关。

当今还认为，生姜还具有降低胆固醇、防止血凝、防治冠心病、抑制癌细胞的生长、溶解胆肾结石，以及一定的抗菌、尤其抗沙门菌（多存在于生皮蛋之中）等作用，在国外还用于抗衰老。

所以，多吃生姜好处多多，至于生姜的辛温，易于上火，则可同时食用白萝卜、苦瓜、丝瓜或梨等食物，就可调节温凉的平衡。

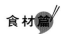

7 苦瓜

【 性质与气味 】

寒性，苦味。

【 功效与运用 】

① 清心安神

用于因心经火热所引起的心中烦躁、入睡困难、睡中梦多、舌头生疮、小便黄少、排尿不利、尿热尿痛等表现。

生苦瓜（去瓤）50克、莲子心6克，煎熬5分钟，取汁500毫升，分三次内服。

失眠多梦严重的，加入香蕉50克；

小便诸症严重的，可加入玉米须50克。

② 清肝明目

用于因肝经火热所引起的口干口苦、情绪急躁、易于发火、耳鸣如钟、头目胀痛、目赤红肿、泪热眵（俗称"眼屎""眼粪"）多等表现。

生苦瓜（去瓤）50克、芹菜（茎叶）50克、玉米须50克，煎熬5分钟，取汁500毫升，分三次内服。

③ 清热疗疮

用于因心、胃积热，所引起的急性或慢性口舌生疮溃疡、牙龈红肿、疼痛出血等表现。

生苦瓜（去瓤）适量，捣成泥糊，挤压取汁，含于口中，5~10分钟后，吐出，清水漱口，每日三次。

用于体内热盛，上炎头面，所引起的头面粉刺、痤疮，或细疹、或颗粒、甚则成片，发红、发热、疼痛，或有脓性分泌物等表现。

生苦瓜（去瓤）适量，捣成泥糊。先用温水清洗患处，再将生苦瓜泥敷于患处，相当于面膜，10~15分钟后去掉，再用温水清洗即可，每日1~2次，就能收到平痤美容的效果。

用于外感温热邪气，或因过食辛辣、油炸、烧烤等食物，或饮酒过度等，所引起的皮肤发生丘疹，伴有红、热、痒、痛，抓破后可有少量分泌物等表现，与今天

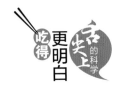

所说的湿疹有类似之处。

生苦瓜（去瓤）适量，捣末泥糊，挤压取汁，外擦患处，每日3~5次。

当今认为苦瓜善能降低血糖，而用于糖尿病患者，市场上已有苦瓜素胶囊生产，作为糖尿病患者的辅助治疗用品。

其实常用生苦瓜50克、玉米须100克、荔枝核10粒（打破），煎熬5分钟，取汁500毫升，分三次内服，坚持时日，同样有明显的辅助治疗效果。

当今还认为苦瓜能够降低血脂、胆固醇。

可用生苦瓜50克、玉米须100克、生山楂10克、白萝卜籽（莱菔子）10克，煎熬5分钟，取汁500毫升，分三次内服，坚持时日，就会有效。

8 丝瓜

性质与气味

凉性，淡味、辛味。

功效与运用

① **清热疗疮**

用于妇女急性乳痈初起，所表现的乳房红肿、胀痛者。

生丝瓜（去瓤）、新鲜鱼腥草各等分，捣为泥糊，外敷患处，一日2~3次。

如果已经破溃流脓或伴有全身发烧，则应去医院就诊。

用于皮肤局部、轻微的慢性神经性皮炎，所引起的细疹、瘙痒、脱屑，以及夏天因天热汗出不畅、所发生的皮肤热痱（俗称"痱子"）。

生丝瓜（去瓤）适量，捣为泥糊，挤压取汁，涂擦患处，每日3~5次。

② **通络除痹**

用于反复外感风寒湿邪，导致气血经脉闭阻不通，所引起的痹病，其临床表现多以经常、反复出现肢体关节疼痛、屈伸不利、行动不便，天气变冷尤为明显等为特征。此与今天所说的风湿性关节炎、类风湿性关节炎等病，多有类似。

干丝瓜络（即丝瓜内的网状部分）20克、油菜籽（种子）10克，煎熬10分钟，取汁300毫升，分三次内服。

民间传说男性食用丝瓜，可导致阳痿，由来已久。实际上查无实据，既无理论根据，更无临床证例。

为了消除人们的顾虑，笔者建议，七十岁以上的老年男性少吃为宜，尤其在冬季。因为七十岁以上的男性，阳气早已不如从前旺盛，正处于自然衰老、逐渐阳痿的时段，如果常吃、多吃丝瓜，就会使这种误解越来越深、越来越广。

青壮年是不会发生的。

如果一定要吃，特别爱吃，可与韭菜、虾等温壮阳气的食物同吃，就更没有什么可担心的。

性质与气味

温性，甘味。

功效与运用

① **健脾养胃**

用于脾胃不足所引起的消化不良，可见食欲不振、食量不多、饥饿时脘腹隐痛、食多觉胀、大便不成形但又排解不爽等表现。

老南瓜100克单用，煎熬20分钟，取汁500毫升，分三次内服。

也可加入生谷芽50克、生麦芽50克。

② **驱虫杀虫**

对体内寄生虫，如蛔虫、绦虫以及血吸虫幼虫有较强的驱杀作用。

生老南瓜种籽，去皮，生吃，一日一次，每次30~50粒，连服三天。

③ **水火灼烧**

对于皮肤小面积、浅层的开水烫伤、火烧伤有较好的治疗作用。

生老南瓜肉适量，捣为泥糊，涂于患处，即可。

注意：大面积的深度烧伤或破溃者，应去医院为宜。

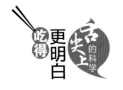

④ 温中止痛

用于生冷饮食过度，胃中有寒，所引起的胃部冷痛，得温可减，得寒加重者。

老南瓜的蔓藤30克，煎熬20分钟，取汁300毫升，分三次内服。

疼痛剧烈者，服时可兑入胡椒粉0.5克或花椒粉0.5克。

⑤ 通便利尿

用于排便时间延长、排便不爽，或用于小便不利、排尿涩痛等。

老南瓜的根30克，煎熬10分钟，取汁300毫升，分三次内服。

以上表现特别明显的，前者可加入白萝卜籽（莱菔子）10克，后者可加入冬瓜皮50克。

当今认为，老南瓜所含有的果胶，能保护胃肠黏膜、抑制胃酸、促进溃疡愈合；而果胶与胆固醇结合，又能防止动脉的硬化。因此，在前苏联、日本等国，多用老南瓜来治疗胃、十二指肠的溃疡、高血压、动脉硬化。

值得重视的是，常吃老南瓜能够较好地清除体内有害物质，如细菌感染后所存留的毒素、进入体内的放射性原素、残留未去的农药、重金属以及某些腌卤食品中的亚硝酸盐。

10 花菜

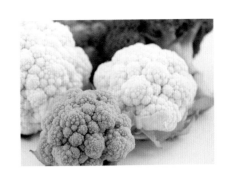

[性质与气味]

凉性，淡味、甘味。

[功效与运用]

润肺利咽：

用于肺津不足所引起的口干舌燥、咽喉干痛，或觉灼热、声音嘶哑、干咳无痰等表现。

花菜100克、苦瓜50克，煎熬5分钟，取汁300毫升、冰糖适量，分三次内服。

当今认为，花菜能够分解与抑制体内苯并芘，从而减少诱发肺癌的机会，是治疗肺部疾病的佳良食品；此外还含有丰富的维生素B_2、维生素C，胡萝卜素，被西方国家称之为天赐药物。

11 西红柿

[性质与气味]

凉性，甘味、酸味。

[功效与运用]

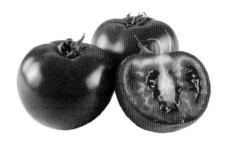

① 生津止渴

用于夏天气候炎热，因汗出较多或饮水减少，所致津液不足而出现的口干口渴、欲饮、尿少等。

生西红柿（去皮）30~50克，切片或打烂，冰糖适量，内服。

② 消食除积

用于因暴饮暴食、宿食停积不化，所引起的腹胀、嗳气、食欲下降、食量减少，甚至厌食或有口干欲饮等表现。

当此之时，进餐用菜可适当多吃一些西红柿，一般可服50克，也可生吃西红柿片50克，即可。

当今认为，西红柿含有丰富的维生素C、维生素B_1、胡萝卜素、尼克酸、无机盐，对心脑血管硬化、夜盲症、脚气都有一定的防治作用，以及一定的防癌作用。

其所含的番茄素，不仅能够帮助消化；还能增加面容的光洁度、恢复弹性、消除雀斑、增加红润，从而起到显著的美容作用；此外，还有明显防止与治疗前列腺增生、肥大的作用。

12 空心菜

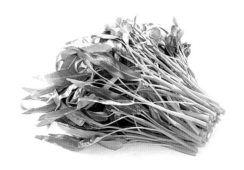

[性质与气味]

凉性，淡味。

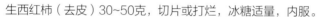

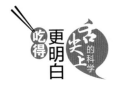
[功效与运用]

① **凉血止血**

用于各种热证过程中，热逼血行，所引起的多种出血症。此种出血，颜色鲜红、质地较稠。

空心菜（茎、叶）100克：

干咳咯血或痰黄带血，加鱼腥草100克或梨50克，煎熬2分钟，取汁500毫升。

鼻血，先将空心菜煎熬5分钟，取汁500毫升；再用生藕节100克，捣烂，取汁50毫升，兑水入所煎空心菜汤之中。

尿频尿急、灼热疼痛、尿中带血，或大便黄稀、带有脓血或表面带血，加入芹菜（茎、叶）50克、茄子50克，煎熬5分钟，取汁500毫升。

分三次内服。

② **清解毒物**

对于砒霜、有毒蘑菇等毒素在体内的残留，有一定的清除作用。

空心菜（茎、叶）100克、老南瓜肉100克，煎熬5分钟，取汁200毫升，一次服用。

同样要指出，有明显的中毒症状，应立即去正规医院救治，不可延误。

③ **解毒疗疮**

用于身体局部急性发红、发肿、发热、疼痛的痈疮、疔疖等。

生空心菜叶，适量，捣烂，敷于患处，干燥后，再换，每日2~3次。

13 冬瓜

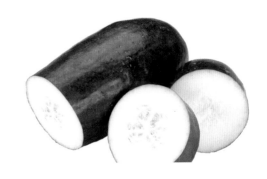

[性质与气味]

凉性，淡味。

[功效与运用]

① **利尿消肿**

用于因水湿积聚体内所引起的全身水肿。

冬瓜（连皮）200克，煎熬10分钟，取汁500毫升，分三次服用。

如果属于当今所说的肾炎、肾病、肝硬化、营养不良等病，因血浆蛋白太低、尿蛋白过多而水肿者，可加入玉米须100克、赤小豆50克（先煎30分钟），或鲫鱼100克，同煎10分钟，取汁500毫升，分三次内服。

② 化痰排脓

用于咳嗽病中，脓痰特别多，伴有胸闷、气喘；或咽喉肿痛化脓。

生冬瓜仁50克，煎熬10分钟，取汁500毫升，分三次内服。

痰脓色白者，可加入橘子皮10克。

痰脓黄稠者，可加入鱼腥草100克（后下，只煎1~2分钟）。

③ 清热疗疮

用于因夏天天热，汗排不畅，所引起的皮肤痱子；也可用于肛门痔疮的肿痛，或有脓性分泌物者。

生冬瓜皮，适量，捣烂，取汁，涂擦痱子，一日3~5次。

冬瓜皮、鱼腥草等份，共捣为泥糊，填塞肛门，加以固定，平躺10~20分钟，每日2~3次。

当今认为，多吃冬瓜能抑制体内葡萄糖转化为脂肪，因此有一定的减肥作用。

冬瓜连皮100克、生白萝卜100克、玉米须100克、新鲜荷叶50克，煎熬5~10分钟，取汁600毫升，当茶饮用。

14 大白菜

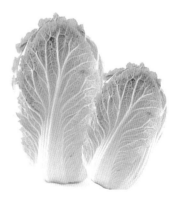

[性质与气味]

凉性，淡味。

[功效与运用]

① 利尿通便

用于天热或身体上火所出现的小便色黄、尿量减少、排尿不畅，甚至排尿疼痛、大便干结、解便困难等表现。

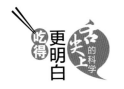
② **消食下气**

用于饮食过量所出现胃腹部胀满不舒，或有隐痛、易于嗳气（俗称"打饱嗝"），饱嗝之后腹胀觉减等表现。

以上用大白菜50~100克，煎熬10分钟，取汁200毫升，一次内服。

积食较久的，加入生山楂5克，或白萝卜50~100克、或白萝卜籽10克，同煎，取汁500毫升，分三次内服。效果更佳。

③ **解酒醒酒**

用于饮酒过度而酒醉者。

大白菜100克，煎熬10分钟，取汁100毫升，一次内服。

生大白菜30克，切丝，食盐等调料少许，凉拌，内服。

当今认为大白菜含有较多的铁、钙、磷，既对缺铁性贫血有辅助治疗作用，又有利儿童发育期间的骨骼、牙齿生长，还可防治老年人的骨质疏松；而它所含的纤维素，又能促进肠道的蠕动，从而起到治疗便秘、减少痔疮与结肠癌发生的作用。

15 韭菜

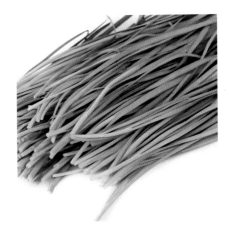

[**性质与气味**]

温性，辛味。

[**功效与运用**]

① **行气活血**

用于急性损伤、扭伤，所引起形体关节局部的青紫、瘀肿、疼痛。

生韭菜适量，捣烂，敷于患处，一日2次。

加入等份老姜，同捣外敷，效果更好。

② **温肾壮阳**

用于肾阳虚衰所引起的男子阳器痿软不举，或举而不坚，或坚而不久、排精早泄，男女性欲下降、快感不强，还伴有腰膝酸软无力、形体虚弱乏力等表现。

韭菜根50克或韭菜籽（即种子）20克，煎熬10分钟，取汁300毫升，分三次内服。

如果加入肉桂10克、黑豆10克、核桃仁10克，有早泄者加入莲子须10克，共同煎熬20分钟，成粥状300毫升，分三次内服，更能提高效果。

③ 温中止痛

用于生冷过度或胃腹部受凉，所引起的胃脘腹部的冷痛、隐痛，或伴呕吐清水，得温痛减，得寒痛增等表现。

韭菜30~50克，煎熬10分钟，取汁300毫升，分三次内服。

呕吐者加入老姜10克；

胀满气窜的加入橘子皮10克；

疼痛剧烈的，服用时可加入胡椒粉0.5克。

④ 温阳通便

用于阳气虚衰、寒凝肠道，所引起的大便虽多日不解，但大便质软不成形、甚至稀溏、排时不畅，还伴有腰膝瘦软、肢冷疲乏等表现。

韭菜50~100克、核桃仁10克，煎熬10分钟，取汁300毫升，分三次内服。

⑤ 疗癣烧伤

用于局部轻微的癣疮、水火灼伤。

生韭菜适量，捣烂敷于患处，或取汁涂擦患处，每日2~3次。

韭黄，其性质、气味、功效、运用与韭菜相同。

16 菠菜

[性质与气味]

温性，辛味。

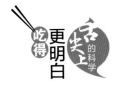
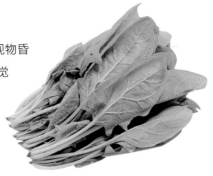

［ 功效与运用 ］

① 养血明目

用于气血不足所引起的面色淡白、视物昏花、视力下降、眼睛易觉疲劳、形体易觉疲惫等表现。

菠菜100克、胡萝卜100克、鸡或鸭猪羊肝任何一种100克，煎汤10分钟，取汁500毫升，分三次内服。

② 治疗溃疡

用于口角唇周、口腔舌头、皮肤等慢性的炎症溃疡，反复发作，尤其天冷易发者。

生菠菜适量，捣绒取汁。

菠菜100克，煎熬3分钟，取浓汁100毫升。

涂擦患处，每日3~4次。

含漱口腔，每次5分钟，一日2~3次。

③ 止咳平喘

用于咳嗽气喘、痰多色白清稀、胸闷不舒、身体怕冷觉冷、舌苔色白者。

菠菜100克、橘子皮10克、老姜10克，煎熬10分钟，取汁300毫升，分三次内服。

当今认为菠菜含有丰富的铁、胡萝卜素、维生素B、维生素C，对缺铁性贫血、用眼疲劳、夜盲等病都有较好的效果，对高血压、糖尿病也有一定的作用。

17 油菜

［ 性质与气味 ］

凉性，淡味。

功效与运用

① 治疗口疮

用于口腔舌头慢性溃疡，反复发作，伴有牙龈经常出血或齿摇松动等。

平日进餐可多吃油菜。

油菜50~100克，煎煮3~5分钟，取汁300毫升，含漱口腔，每次3~5分钟，一日3~5次。

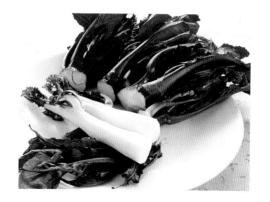

② 疗疮止带

用于妇女乳腺炎症、盆腔炎症所引起的乳房胀痛、红肿、发热、尚未破溃者，白带增多、色黄黏稠或有异味瘙痒者。

油菜100克：

乳腺炎者，加入鱼腥草100克；

盆腔炎者，加入芹菜50克。

煎熬5分钟，取汁300毫升，分三次内服。

③ 通络除痹

用于腰腿经常感觉麻木、疼痛、运动不利之多种痹症。

油菜籽（即种子）10克、干丝瓜络20克，煎煮10分钟，取汁300毫升，分三次内服。

④ 治疗丹毒

用于皮肤丹毒，发作时可见点状密集或片状团块、高于皮肤、颜色鲜红、灼热瘙痒、此消彼长，类似于当今所说的荨麻疹。

生油菜适量，捣烂取汁，涂擦患处，一日2~3次。

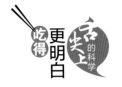

18 芹菜

[性质与气味]

凉性，辛味。

[功效与运用]

① 清肝泄热

用于肝火上炎所引起的头目昏胀疼痛、视物天旋地转，甚觉头重足轻、站立不稳、眼睛发红、耳鸣如钟、急躁易怒、口干口苦等表现，与当今说的血压升高或高血压病发作颇多类似。

芹菜（茎、叶）100克、玉米须100克，煎熬5分钟，取汁300毫升，当茶饮。

② 清心安神

用于心火亢盛所引起的心中烦躁、入睡困难、睡中梦多，或有舌头生疮、小便色黄量少等表现。

芹菜（茎、叶）100克、苦瓜50克，煎熬5分钟，取汁200毫升，睡前1小时内服。

③ 清利下焦

用于下焦膀胱湿热，所引起的尿次频频、尿急难忍、尿色发黄、尿道灼热、排尿不畅或觉疼痛等表现，多见于当今所说的尿路感染过程中。

芹菜（茎、叶）100克，煎煮5分钟，取汁200毫升；生白萝卜汁100毫升，兑入，分三次内服。

当今认为，芹菜除了有着明显降低血压的作用外；还含有较多的铁、铜、磷，因此对防治缺铁性贫血、软骨病、骨质疏松都有较好的治疗效果；此外，还有一定的改善肝功、保护血管弹性、防治动脉硬化等作用。

19 茄子

性质与气味

凉性，辛味。

功效与运用

① **凉血止血**

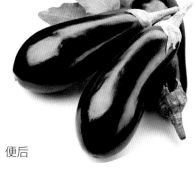

用于膀胱湿热或肠道热结，所引起
的小便频急、排尿不畅、灼热疼痛、甚
者尿中有血；或大便色黄清稀、排便不爽，
甚者便中有脓血，或痔疮发作、肛门胀痛、便后
鲜血等。

茄子50~100克，煎煮10分钟，取汁300毫升，分三次内服。

加入空心菜50~100克，同煎，更能提高止血的疗效。

② **愈合溃疡**

用于当今所说的胃、十二指肠有溃疡者，或皮肤局部慢性溃疡、经久难愈者。

茄子50~100克，煎煮10分钟，取汁300毫升，当茶饮，用来治疗前者。

生品茄子适量，捣烂取汁，涂擦患处，用于治疗后者，每日3~5次。

当今认为常食茄子，能促进大脑与神经功能的活跃，防止坏血病、高血压、动
脉硬化，促进伤口的愈合，以及有一定的抗癌作用。

20 芫荽

性质与气味

温性，辛味。

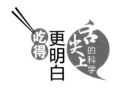

功效与运用

① 发散风寒

用于天寒受凉，外感风寒，所引起的怕冷、恶风、鼻塞、喷嚏、清涕等感冒初起的表现。

芫荽50克、老姜片10克、葱头20克，先将老姜、葱头煎煮5分钟，取汁150毫升，再放入芫荽，红糖少许，趁热内服，蒙被睡觉，以发其汗。

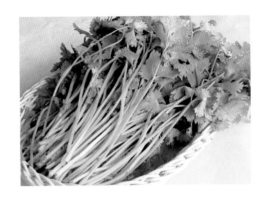

② 芳香开胃

用于胃气不足，所引起的食欲不振、饮食不香、食量不多者。

生芫荽50克、嫩生姜颗粒20克、新鲜辣椒（切碎）10克、芝麻油10毫升，调料少许，佐餐服用。

21 辣椒

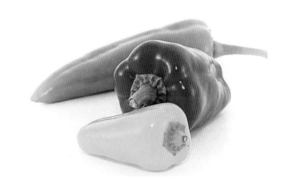

性质与气味

热性，辛味。

功效与运用

① 温中散寒

用于胃中有寒，常觉胃脘腹部凉悠悠、冷冰冰，得热饮热食则舒，得寒饮寒食加重等。

进餐食用适量辣椒即可解除。

② 开胃增食

用于胃气不足所引起的食欲不振、饮食不香、食量不多者。

新鲜辣椒（切碎）10克、生芫荽50克、嫩生姜颗粒20克、芝麻油10毫升，调料少许，佐餐服用。

③ 治疗冻疮

用于冬季肢体局部发生冻疮，尚未破溃者。

干辣椒5克、葱头20克、老姜10克，共同切碎，加在75%浓度的医用酒精300毫升或普通白酒300毫升中，浸泡三天后，用于涂擦、按揉患处，一日3~4次，每次1~2分钟。

近年发现，辣椒中含有丰富的维生素C，以及胡萝卜素、无机盐，实为佳良食品，且有一定的抗癌作用。

22 黄瓜

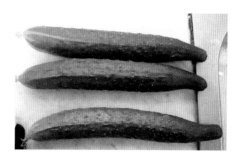

性质与气味

凉性，淡味、苦味。

功效与运用

① 生津止渴

用于天热汗多或饮水不够，所引起的口干口渴、小便黄少等。

生黄瓜50克，生吃即可。

生黄瓜100克，打烂取汁，内服。

② 清热除烦

用于心经有热，而表现出的心中烦闷、躁扰不安，甚至夜不能眠、睡中梦多，小便黄少等。

生黄瓜汁30毫升，内服。

生黄瓜50克、苦瓜20克，共同打烂，取汁，冰糖少许，当茶饮。

③ 祛斑除皱

用于面部生有黄褐斑、灰黑雀斑、皮肤干皱等。

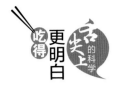

生黄瓜切片，敷贴患处，一日二次，每次15~20分钟。

现代发现黄瓜的苦味，为葫芦素，有一定的抗癌作用。

23 藕

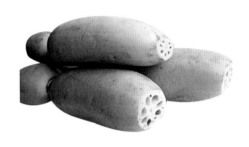

［ 性质与气味 ］

凉性，甘味、淡味。

［ 功效与运用 ］

生津清胃

用于胃阴不足所引起的口干口渴、胃中觉热、食欲不振、食量不多等。

生藕50克，直接内服。

生藕100克，捣烂取汁，冰糖少许，内服。

藕粉（市场所出售的加工成品）5克，冰糖少许，用开水100毫升，调成糊状，内服。

［ 附 ］

① 荷叶

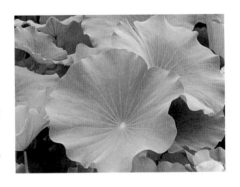

凉性，淡味、苦味。

升清降浊

用于夏秋季节，因感暑湿而致脾胃气机升降失调，所引起的呕吐、腹泻清稀，类似于今天所说的急性胃肠炎。

新鲜荷叶30克，煎煮5分钟，取汁500毫升，分三次内服。

若同时送服生蒜泥5克，效果更佳。

生津清胃

用于胃阴不足，所引起的口干口渴、胃中觉热、食欲不振、食量不多等。

大米50克，熬成稀粥500毫升，待粥快熟时，加新鲜荷叶20克，再煮10分钟，分二次内服。

② 莲子心

寒性，苦味。

清心除烦

用于心火亢盛或因夏天暑热，所引起的心中烦闷、躁扰不安、夜不能眠、睡中梦多、小便黄少等。

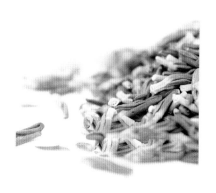

莲子心（莲子肉中间的绿色部分）6克，煎煮10分钟，取汁300毫升，冰糖少许，分三次内服。

③ 藕节

凉性，苦味。

凉血止血

用于夏天暑热或辛辣油炸等饮食过度，或其他热证过程中，所出现的鼻孔出血、牙龈出血、血色鲜红、质地黏稠、血量较多等。

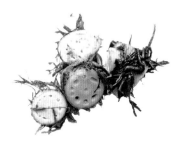

生藕节（两藕之间的疙瘩）100克，捣碎，取汁，一次内服。

④ 莲子肉、莲子须

莲子肉（去心）：平性，苦味、酸味。

莲子须（莲子肉外面的须状物质）：平性，涩味。

健脾益肾、收敛固敛

用于脾胃虚弱所引起的慢性腹泻，常见食少、一旦多食或辛辣生冷饮食后则泻、泻下质软稀溏等表现。

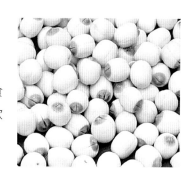

莲子肉20克、小麦100克，熬粥500毫升，分三次内服。

腹泻次数较多的，可加入炒石榴皮10克；

便中有较多未完全消化的食物残渣，加炒山楂10克。

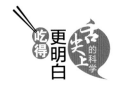

用于脾气不足、失于正常的运化、升清水湿的功能，使得水湿积聚不去，所引起的妇女白带增多、质地清稀、甚至水样等表现。

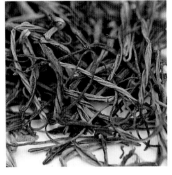

莲子肉20克、冬瓜皮50克、乌贼骨（墨鱼的骨头，又叫"海螵蛸"）10克，先将莲子肉、乌贼骨煎煮15分钟，加入冬瓜皮，再煎5分钟，取汁300毫升，分三次内服。

用于男子因肾虚不固所引起的排精时间过短（"早泄"），或梦中排精（"遗精"），甚至无梦而排天亮才知（"滑精"）等现象。

莲子须20克、乌贼骨10克，煎熬20分钟，取汁500毫升，分三次内服。

手足心热、睡中盗汗明显，以"遗精"为主的，可加用莲子心5克或苦瓜50克。

肢体不温、平素怕冷，以"滑精"为主的，可加用韭菜籽10克。

24 冬苋菜

[**性质与气味**]

凉性，淡味。

[**功效与运用**]

① 利水排石

用于较小的胆结石、肾结石、输尿管结石，或泥沙样结石等的排泄。

平素可多服用冬苋菜。

冬苋菜种籽10克，煎煮20分钟，取汁300毫升，分三次内服。

② 清热利咽

用于肺热或外感风热所引起的咽喉干燥、充血肿痛，或有咳嗽、痰黄等表现。

冬苋菜50~100克，煎煮10分钟，取汁300毫升，分三次内服。

冬苋菜100克、大米100克，熬粥，分二次服用。

冬苋菜适量，捣烂取汁，含漱咽喉，每次3分钟，一日2~3次。

③ 清利湿热

多用于肝胆湿热或下焦湿热，所引起的面目黄疸、小便深黄，或小便频急、色黄量少、排尿不畅，甚至觉热疼痛等。

冬苋菜50~100克、芹菜50~100克，煎煮10分钟，取汁500毫升，分三次服用。

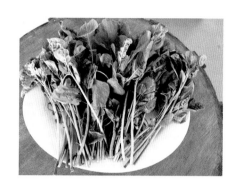

④ 清热通便

用于胃肠有热，所引起的大便秘结、便质干硬、排便艰难、口干口渴等表现。

冬苋菜50~100克、青菜（头、叶）50~100克，煎煮10分钟，取汁300毫升，分三次内服。

25 莴笋

[性质与气味]

凉性，淡味、甘味。

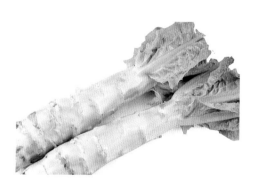

[功效与运用]

① 利尿止血

用于膀胱湿热所引起的小便频急、觉热、涩痛、尿中带血，类似于今天所说的泌尿道感染。

莴笋（茎、皮）100克、空心菜（茎、叶）100克、芹菜（茎、叶）50克，煎煮10分钟，取汁600毫升，分三次内服。

② 行气通乳

用于妇女乳汁不多，甚至无乳者。

莴笋茎（去皮）100克，捣烂为泥，白酒适量，分三次兑服。

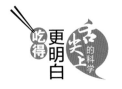

26 苋菜

[**性质与气味**]

凉性，淡味。

[**功效与运用**]

① **清热止泻**

用于肠道湿热所引起的下利，其多表现为泻前腹内疼痛、急迫欲便、泻时肛门坠胀、排便不爽、泻下黄色糊状、量不很多、严重者便中可见脓血黏液，与今天所说的细菌性痢疾类似。

苋菜100克，煎煮10分钟，取汁300毫升，加入米汤300毫升，混合，分三次内服。

② **漆疮瘙痒**

用于接触油漆后所引起的皮肤发红、发热、丘疹、瘙痒。

苋菜100克，煎煮10分钟，取汁，外洗或外擦患处，每日2~3次。

生品苋菜100克，捣烂取汁，涂擦患处，每日2~3次。

27 芋头

[**性质与气味**]

平性，甘味、辛味。

[**功效与运用**]

① **健脾补虚**

用于脾胃气虚所引起的疲惫乏力、形体虚弱、食少便溏等。

芋头50克、瘦猪肉50克、大米50克，熬粥约300毫升，分三次内服。

② **消瘰散结**

用于颈脖发生多个硬结、形如串珠、表面光滑、边缘清楚、局部不红不热，中医称为"瘰疬"，与痰瘀结滞有关，与今天所说的淋巴结肿、淋巴结结核有类似之处。

芋头（切片）60克、海蜇10克、荸荠60克，煎煮20分钟，食盐少许，取汁300毫升，分三次内服。

③ **疗痈治癣**

用于皮肤某处痈疡初起，局部红、肿、热、痛；也用于皮肤局部所发生的牛皮癣、皮色晦暗、瘙痒脱皮等。

生芋头适量，捣烂，直接涂于痈疡患处。

生芋头、生大蒜等份，捣烂，直接涂于牛皮癣患处。

每日二次。

注意：芋头生用有毒，不可内服，只能外用。

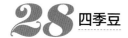

28 四季豆

性质与气味

凉性，淡味。

功效与运用

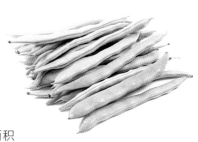

和中利水

用于中焦脾胃失和、水湿不运而积聚，所引起的脘腹胀满不舒、小便量少、排尿不畅等表现。

四季豆100克、冬瓜皮100克，煎煮15分钟，取汁300毫升，分三次内服。

注意：四季豆必须煮熟才能服用，否则容易中毒。

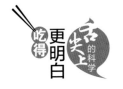

29 豇豆

[性质与气味]

凉性，淡味。

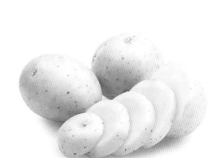

[功效与运用]

和中利水

用于中焦脾胃失和、水湿不运而积聚，所引起的脘腹胀满不舒、小便量少、排泄不利等表现。

豇豆100克、冬瓜皮100克，煎煮15分钟，取汁300毫升，分三次内服。

30 土豆

[性质与气味]

平性，甘味、淡味。

[功效与运用]

① 健脾益胃

用于脾胃气虚所引起的身觉疲乏无力、食少腹胀、形体消瘦等表现。

土豆100克、大枣20克、糯米100克，熬成稀粥600毫升，分三次内服。

土豆100克、老南瓜100克、大枣20克，煎煮20分钟，取汁600毫升，分三次内服。

② 润肠通便

用于老年、体弱而有习惯性便秘者，其多见排便时间延长、排便无力或多日不解，但便质不干不硬。

土豆100克、老南瓜100克，制作成熟泥糊，分三次内服。

③ **疗疮止痒**

用于外感风热时毒，所引起的一侧或两侧腮部红肿疼痛、局部发热，中医称为"痄腮"，类似于当今所说的"急性腮腺炎"初起；皮肤小面积的慢性湿疹、瘙痒等疾病。

生土豆捣烂取汁，涂擦患处，一日3~5次。

生土豆切破，用浸汁之面直接涂擦患处，每次1~2分钟，每日2~3次。

土豆含有18种氨基酸、多种微量元素，可供体内大量的黏体蛋白，故而营养丰富，既能强壮身体，又不使之肥胖；此外，还能防治心血管脂肪的沉积，保护动脉的弹性、防止硬化，防止肝肾结缔组织萎缩，促进胃、十二指肠溃疡的愈合，增强消化道的润滑通畅等作用。

注意：发了芽的土豆有毒，不能吃。

31 鱼腥草

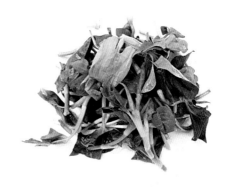

[**性质与气味**]

寒性，辛味、苦味。

[**功效与运用**]

① **发散风热**

用于风热感冒初起，多见身有发热、轻微怕冷、头前额两侧胀痛或昏晕、鼻腔干痒、鼻涕黄稠、口干微渴、咽喉发红或肿痛、舌质发红、舌苔薄黄等表现。

鱼腥草100克，凉拌，直接生吃。

鱼腥草150克、生白萝卜100克，共同捣烂，取汁，每次50毫升。

② **清肺痰热**

用于肺有痰热，所引起的咳嗽痰多、痰黄浓稠、甚有脓血，或气喘胸痛、舌质发红、舌苔黄厚或腻，甚有全身发烧等表现，多与当今所说的急性气管炎、肺炎、肺脓肿等疾病有类似之处。

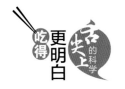

鱼腥草500克，捣烂，取汁内服，每次50毫升。

鱼腥草200克、白萝卜200克，共同捣烂，取汁内服，每次50毫升。

③ 清热解毒

用于身体局部尤其是双耳下腮部、妇女乳房等的急性红肿、发热、疼痛等痈疮初起、还没有化脓者，与今天所说的局部化脓性感染、急性腮腺炎、乳腺炎等疾病有类似之处。

鱼腥草500克，捣烂，取汁内服，每次50毫升。

鱼腥草适量，捣烂成糊状，敷贴患处，一日2~3次。

鱼腥草具有较强的抑制与杀灭病毒、多种细菌，尤其是化脓性球菌的作用，因此对于病毒或细菌性感染，都有着显著的治疗作用；同时，对过敏性鼻炎、感染性鼻窦炎等也有明显的效果。

此外，鱼腥草不仅对肺癌有确切的治疗效果，还可以减轻有害射线对人体的伤害。因此肺癌患者或正在接受放射性治疗的患者以及工作环境有放射性伤害可能的从业人员，可以多吃一些鱼腥草。

32 青菜

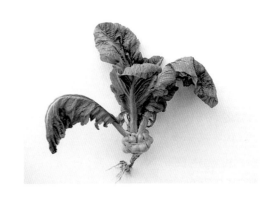

[性质与气味]

凉性，苦味。

[功效与运用]

① 清热醒神

用于天气炎热或肝经火旺，所引起的头昏脑胀、急躁易怒、耳鸣如钟，或心经有热所引起的心中烦闷、夜卧不安、小便发黄等表现。

青菜（头、叶）100克：

肝热的，加芹菜100克；

暑天或心热的，加苦瓜50克；

煎煮10分钟，取汁300毫升，分三次内服。

② **清热通便**

用于胃肠有热，所引起的大便秘结、便质干硬、排便艰难、口干口渴等表现。

青菜（头、叶）100克、冬苋菜100克，煎煮10分钟，取汁300毫升，分三次内服。

③ **开胃增食**

用于各种原因所引起的饮食不香、食量不多。

青菜头经过腌制后的加工品，如榨菜，适量，佐餐即可。

33 竹笋

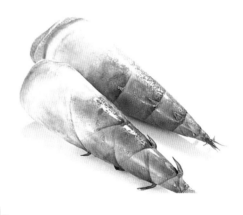

> **性质与气味**

凉性，微苦、淡味。

> **功效与运用**

① **芳香醒脾**

用于湿困脾胃所引起的脘腹胀满、食欲不振、饮食不香、食量不多等表现。

新鲜竹笋60克或干竹笋30克、干香菇10克，先用温水将干竹笋、干香菇浸泡将其变软，煮汤300毫升，分三次内服。

② **利水消肿**

用于湿困脾胃，所引起的身体浮肿、小便量少等表现。

新鲜竹笋60克或干竹笋30克（浸软）、冬瓜皮150克、生姜皮20克，煮汤300毫升，分三次内服。

竹笋富含植物蛋白质、植物纤维素、多种矿物质，具有提高免疫能力，降血脂、胆固醇、血压，促进胃肠蠕动、通利大便，以及对乳腺癌、肠道癌症等，都有一定的治疗作用。

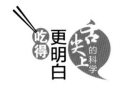

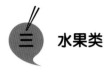 水果类

1 苹果

[性质与气味]

凉性，甘味、酸味。

[功效与运用]

① 润肺止咳

用于肺津液不足所引起的鼻腔咽喉干痒、干咳无痰者。

苹果200克，捣烂取汁，当茶饮。

感觉口干灼热、鼻内觉热者，加入梨子100克，捣烂取汁，当茶饮，或分三次服。

② 清心除烦

用于心阴不足、虚火扰神，所引起的心中烦躁、夜间难眠、睡中梦多等。

苹果200克、香蕉（连皮）100克，捣烂取汁，当茶饮，或分三次服。

③ 益胃生津

用于胃阴不足所引起的胃中觉热、口干渴饮，或有隐痛、饮食减少等。

苹果200克、荸荠100克，捣烂取汁，当茶饮，或分三次服。

④ 解酒醒酒

用于饮酒过度而酒醉不醒者。

苹果100克，捣烂取汁，一次内服。

苹果作用颇多，因其富含钾，能保护水盐电解质的平衡，所以多用于水肿经利尿治疗后的食用；由于其所含有的类黄酮为抗氧化剂，又富含纤维素能增加胆汁酸等，所以在荷兰、日本、法国等地，多用于防治动脉硬化、降低血压、血脂，减少死于心脏病的危险等方面；在德国，既用于肠炎腹泻，又用于便燥难解，足见其有双向的调节作用；此外，其所含的果胶，有一定防治结肠癌的作用。

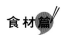

2 香蕉

性质与气味

凉性，甘味。

功效与运用

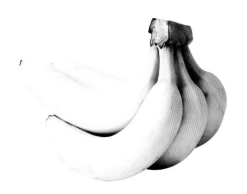

① 清心安神

用于心阴不足、虚火扰神，所引起的心中烦躁、夜间难眠、睡卧不安、梦多易醒等。

香蕉100克、桑椹50克，捣烂取汁，当茶饮，或三次内服。

② 润肠通便

用于平素津液不足或汗出太多、饮水不足，或过食辛燥油炸等食物，肠道津亏所引起的大便干结、多日不解、便时延长、排便困难等。

香蕉100克，直接内服。

也可加入桑椹100克，共同捣烂取汁，分三次内服。

③ 解酒醒酒

用于饮酒过度而酒醉不醒者。

香蕉100克，捣烂取汁，一次服下。

④ 润肺止咳

用于肺津不足所引起的鼻咽干燥、口咽觉热、干咳无痰等。

香蕉100克、梨子100克，冰糖适量，汽蒸5分钟，分三次内服。

香蕉所含钾高钠低，所以在英国等地，多用于减少血栓、防止中风死亡；尤其在非洲，终年多食，所以高血压的发生率非常低下；德国认为使用香蕉能帮助大脑制造血清素，使人平静、舒畅、快速入睡安眠；因其又能刺激胃黏膜细胞的生长，所以英国又用于防止胃溃疡的发生，或促进胃黏膜的自我修复。

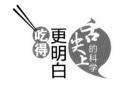

3 荔枝

性质与气味

温性，甘味。

功效与运用

① 养血益气

用于气血不足所引起的面色发白、形体虚弱，常觉疲惫无力、头晕目眩等。

荔枝肉50克、大枣10克，煎煮10分钟，取汁300毫升，分三次内服。

② 健脑益智

用于年老衰退或大病之后，记忆力下降、反应迟缓、动作不灵、形体衰弱等表现。

荔枝肉50克、核桃仁20克，煎煮10分钟，取汁300毫升，分三次内服。

③ 养颜美容

用于气血不足所引起的面色晦暗、没有光泽，或有雀斑、黄褐斑，或者面肤干皱、弹性下降等。

荔枝肉60克、樱桃肉60克，捣烂取汁，分三次内服。

也可煎煮7~8分钟后，再放入新鲜薄荷叶30克，再煎煮2~3分钟，取汁300毫升，分三次内服。

④ 健脾止泻

用于脾胃不足，经常大便质地软溏、每于饭后即想大便、稍微多食就会腹泻等。

荔枝肉50克、莲子肉30克、大枣10克、大米或糯米200克，熬粥，每次100毫升。

⑤ 行气止痛

用于疝气疼痛、男子睾丸疼痛，还可用于妇女轻微的痛经、痛处觉冷者。

荔枝核20枚、橘子核50粒，均需打破，煎煮15分钟，取汁300毫升，红糖适量，分三次内服。

注意：如果疝气疼痛剧烈，肠子久久无法回升至腹内，属于嵌顿性疝，时间太久肠子会出现缺血坏死，必须立即去医院手术。

4 石榴

性质与气味

温性，甘味、涩味。

功效与运用

① 止泻止带

用于脾气虚衰不摄，所引起的急慢性腹泻、便质稀溏、次数增多，妇女白带清稀量多。

新鲜石榴（连皮）150克，捣烂取汁，每次30毫升，分三次内服。

干石榴皮，炒至深黄色，20~30克，煎煮15分钟，取汁300毫升，分三次内服。

症状特别明显的，加入莲子肉20克，同煎，更佳。

② 益胃止渴

用于胃气阴不足，所引起的口干口渴、而喜温饮等。

石榴肉50克，直接食用。

石榴肉100克，捣烂取汁，当茶饮。

③ 敛肺止咳

用于肺气不足，所引起的久咳不止、气短易累等表现。

石榴肉100克，捣烂取汁，当茶饮。

石榴肉100克、柿子肉50克，捣烂取汁，当茶饮。

石榴有着明显的抑菌、抗病毒作用，且富含维生素B、维生素C、多种有机酸。

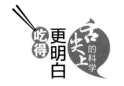

5 梨

[性质与气味]

　　寒性，甘味。

[功效与运用]

① 清热泻火

　　用于热证过程中的多种表现，如身热觉
热、心中烦躁、性急易怒、尿黄便结、舌质发红、舌苔黄干等。

　　梨子50克，直接生吃。

　　梨子100克、猕猴桃100克，捣烂取汁，每次50毫升。

② 养阴生津

　　用于热证、高热之后，或因天热汗多、饮水减少等所致津液不足的多种表现，如口干舌燥、口渴欲饮、大便干结、小便黄少、舌质干燥等。

　　梨子50克，直接生吃。

　　梨100克、荸荠100克，捣烂取汁，冰糖适量，每次50毫升。

③ 润肺止咳

　　用于肺阴不足，所引起的咽喉干痛、干咳无痰，或痰少黄黏、难于咯出等表现。

　　生梨肉100克、生枇杷肉100克，捣烂，冰糖适量，分三次内服。

　　梨子还有保护肝功、帮助消化、降低血压，治疗类似于糖尿病的消渴等作用。

6 葡萄

[性质与气味]

　　平性，甘味、酸味。

① **益气养血**

用于气血不足所引起的面色萎黄、精神不振、常觉疲惫、身软乏力、不耐疲劳、食欲不佳等表现。

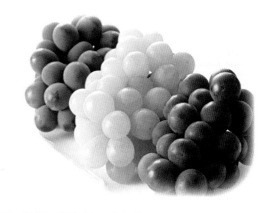

葡萄干60克、桂圆肉60克，煎煮10分钟，取汁300毫升，分三次内服。

葡萄干200克、桂圆肉200克，熬膏，每次30~50毫升。

② **利尿止痛**

用于膀胱湿热，所引起的小便不畅、色黄浑浊、尿道觉热，甚至带血等表现。

葡萄鲜品150克，捣烂取汁，分三次内服。

葡萄鲜品150克、猕猴桃150克，捣烂取汁，每次30~50毫升。

③ **开胃增食**

用于脾胃虚弱所引起的食欲不振、进食不香、口中乏味、食欲减少等表现。

葡萄干5克，或葡萄酒30毫升，餐前食用。

葡萄不仅含有铁、维生素B_{12}、维生素PP，尤其含有十多种氨基酸，是营养丰富的优良水果，与苹果、柑橘、香蕉，被共称为"世界四大水果"。常吃葡萄不仅能有益于神经衰弱的调理，还能增加身体的耐受疲劳，以及有帮助消化、治疗贫血与低血压等多种作用。

7 橘子

温性，甘味、酸味。

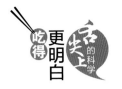

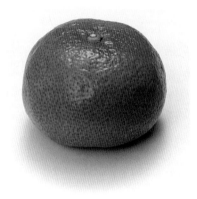

功效与运用

① **化痰止咳**

用于痰浊阻肺所引起的咳嗽痰多、痰白黏涩、甚至胸闷气喘、舌质色淡、舌苔色白等。

橘子（连皮）100克，煎煮5分钟。

橘子（连皮）100克、杏肉50克，同煎，取汁300毫升。

分三次内服。

② **降逆止呕**

用于胃中有寒所引起的干呕，或呕吐清涎、胃中感觉冰冷或冷痛者。

橘子皮30克、生姜20克，煎煮10分钟，取汁300毫升，红糖适量，分三次内服。

③ **行气止痛**

用于疝气疼痛或女子轻微的痛经，局部觉冷者。

橘子核50粒、荔枝核20枚，打破，煎熬15分钟，取汁300毫升，红糖适量，分三次内服。

④ **开胃增食**

用于胃气不和，以致食欲不振、食量不多者。

餐前直接食用橘子肉5~10克，即可。

橘子果肉含有多种营养素、胡萝卜素、维生素C，食用橘子能增加胃酸分泌、促进胃的蠕动、增加呼吸道分泌而有利于排痰、扩张冠状动脉、增加冠状动脉的血流量、增加微血管的韧性而防止破裂出血，以及一定的消炎、抗溃疡、抑制细菌、利胆溶石等作用。

8 樱桃

[**性质与气味**]

温性，甘味。

[**功效与运用**]

① **益气养血**

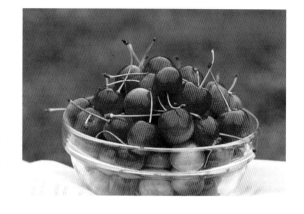

用于气血不足所引起的形体衰弱、觉倦乏力、不耐疲劳、面色萎黄、头目昏花等表现。

樱桃50克，直接食用。

樱桃300克、桂圆200克，水适量，煎熬10分钟左右，成膏状，冰糖适量，每次30~50毫升，内服。

② **美肤养颜**

用于气血不足所引起的面色晦暗、少有光泽，或有雀斑、黄褐斑、面身皮肤干燥、弹性下降等。

樱桃50克，直接食用。

樱桃300克、荔枝300克，水适量，煎熬10分钟左右，成膏状，冰糖适量，每次30~50毫升，内服。

樱桃含有丰富的铁、以及钙、磷、维生素A。

9 桃

[**性质与气味**]

凉性，甘味。

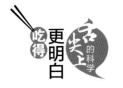

① 生津清热

用于胃肠津亏、虚热内生，所引起的口干口渴、咽喉干燥、大便干结、排便困难等表现。

桃子50克，直接食用。

桃子100克、香蕉100克，捣烂取汁，每次50毫升。

桃子100克、荸荠100克，捣烂取汁，每次50毫升。

② 润肺止咳

用于肺津不足所引起的干咳无痰，或痰少胶黏难咯、咽喉干燥等表现。

桃子50克，直接食用。

桃子150克、梨150克，共同捣烂，取汁，每次50毫升。

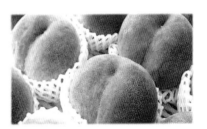

桃子150克、柿子150克，共同捣烂，取汁，每次50毫升。

咳嗽日久，可将桃、梨或柿子，水适量，煎熬成膏，冰糖适量，每次50毫升。

③ 活血化瘀

用于各种瘀血症，所表现出的局部青紫、具有疼痛如针刺、固定不移、夜晚加重、舌质紫暗等。

桃核（去其外壳）10克、山楂10克，煎煮20分钟，取汁300毫升，分三次内服。

注意：一切出血症与妇女月经量多者，禁用。

④ 润肠通便

用于肠道津亏，所引起的大便结燥、排便艰难、便时延长等。

桃核（去其外壳）10克、杏仁（去其外壳）10克，煎煮20分钟，取汁300毫升，分三次内服。

10 猕猴桃

性质与气味

寒性，甘味、酸味。

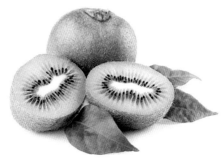

功效与运用

① 生津止渴

用于天热汗多或饮水不足或热证病后，胃阴不足，所引起的口干口渴、大便干结、排解困难等表现。

猕猴桃50克，直接食用。

猕猴桃200克，捣烂取汁，每次30毫升。

猕猴桃200克、荸荠200克，捣烂取汁，每次30毫升。

② 清心除烦

用于天气炎热或热证过程中或心火亢盛，所引起的心中烦闷、躁扰不宁、入睡困难、梦多易醒等表现。

猕猴桃50克，直接食用。

猕猴桃100克、梨100克、香蕉100克，共同捣烂取汁，每次50毫升。

③ 清热利尿

用于天气炎热或膀胱湿热，所引起的小便黄少、尿道灼热疼痛、排尿不畅，甚至点滴不尽等表现。

猕猴桃50克，直接食用。

猕猴桃200克，捣烂取汁，每次50毫升。

猕猴桃200克、鲜葡萄200克，共同捣烂取汁，每次50毫升。

猕猴桃不仅富含营养素、维生素C，能够提高免疫能力；尤其能阻止与破坏体内亚硝酸等致癌物质的形成与潴留，因此有着明显的防癌抗癌作用，特别是鼻咽癌、食管癌、胃癌、肠癌、肝癌等；此外，还有降低血脂、防治心血管病的效用。

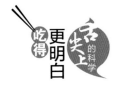

11 杏

性质与气味

平性，甘味。

功效与运用

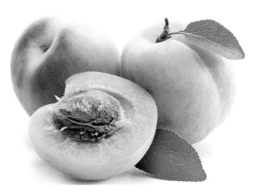

① **止咳平喘**

用于咳嗽痰多、气喘，无论是外感疾病或是内伤肺病，均可用之。

杏肉50克，直接食用。

杏肉100克，捣烂取汁，每次30毫升。

痰黄、稠黏、难咯、舌质红、舌苔黄、属热证的，加用梨100克；

痰白、清稀、舌质淡、舌苔白、属寒证的，加用橘子连皮30克；

痰涎特多、气喘严重者、属于痰浊阻肺的，加用柚子100克；

干咳无痰或痰少胶黏难咯、口咽干燥、属于阴虚的，加用猕猴桃100克；

久咳不止、行动就气喘觉累、属于气虚的，加用石榴100克；

共同捣烂取汁，每次50毫升。

② **润肠通便**

用于大便多日不解或解便困难、便时延长、大便干硬等。

杏仁肉30克、核桃仁20克，捣烂，蜂蜜适量，一次内服。

注意：杏肉内部的杏核，去其外部的硬壳，里边的杏仁，同样具有以上作用，而且比果肉的作用更明显，只不过必须煎熬成汤，才能内服，一般10~15克，煎煮15分钟，取汁300毫升，分三次内服。

市场上加工出售的杏仁干果、杏仁果脯，有着同样的效果。

12 菠萝

[性质与气味]

凉性，甘味、微酸。

[功效与运用]

① 清热利尿

用于天气炎热或热证过程中，所出现的小便色黄、排尿不畅、觉热涩痛等表现。

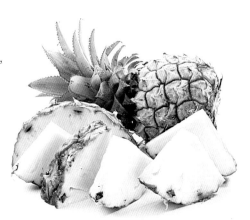

菠萝肉50克，直接食用。

菠萝肉200克、猕猴桃200克，共同捣烂取汁，每次50毫升，或当茶饮。

② 生津止渴

用于天热汗多或饮水量不够，或热证过程中，胃阴不足，所出现的口干口渴、干呕食少、舌质发红干燥、没有舌苔等表现。

菠萝肉50克，直接食用。

菠萝肉200克、荸荠200克，共同捣烂取汁，每次50毫升，或当茶饮。

菠萝含有较多的氨基酸、糖类、维生素、矿物质，不仅营养丰富，还有着明显的利尿消肿、降低血压、治疗肾炎、气管炎等作用。

13 柿子

[性质与气味]

凉性，涩味、甘味。

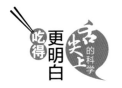

功效与运用

① 止咳止血

用于热邪在肺或肺阴不足而燥热内生，所引起的咽喉干痛、干咳无痰，或痰少胶黏难咯，甚至久咳不止、痰中带血等表现。

柿子肉50克，直接食用。

柿子肉100克、梨肉100克，共同捣烂取汁，每次50毫升。

② 止痢止血

用于火热下迫或湿热下注肠道，所引起的腹泻下痢、大便黄稀，或黄糜如糊状、便中带血或脓血黏液，还可用于痔疮发作、便后滴血等。

柿子肉50克，直接食用。

柿子肉100克，捣烂取汁；柿子叶50克，煎煮5分钟，取汁300毫升，与柿子肉汁混合，分三次内服。

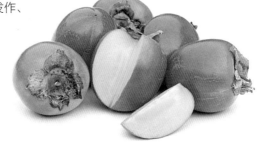

③ 治疗口疮

用于口腔舌头慢性溃疡，经常发作者。

柿子200克，捣烂取汁，适量，含漱口腔，每次5分钟，每日三次。

④ 降逆止呕

用于各种原因所引起的干呕、呃逆（俗称"扯嗝兜"）、嗳气（俗称"打饱嗝"）。

柿蒂30克，煎煮10分钟，取汁150毫升，当茶饮，频频缓慢咽下。

柿子富含维生素C、胡萝卜素、钙、铁等物质；而它所含有的单宁物质，具有强烈的收敛作用，这不仅是食用柿子能觉口涩麻木的原因，也因它刺激气管壁、肠壁收敛、分泌减少，从而起到止血、止泻的作用。

当今市场上所加工出售的柿饼，有着同样的功效，一般一次一个内服。

14 枇杷

性质与气味

凉性，甘味、微酸。

功效与运用

① 润肺止咳

用于肺阴不足，所引起的
干咳无痰或痰少胶黏、很难咯
出、鼻咽干燥等表现。

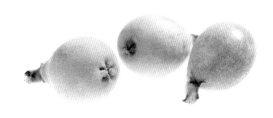

枇杷（带核）150克，煎煮
5分钟，取汁300毫升，蜂蜜或
冰糖适量，分三次内服。

久咳不止或痰中带血者，加入柿子肉100克，同煎。

枇杷（带核）、梨、柿子各200克，煎熬成膏，蜂糖或冰糖适量，每次50毫升。

润肺止咳，枇杷叶的效果大于枇杷果肉，如果自行运用，使用前必须先将枇杷
上的细毛用火烧干净，再用毛刷、清水彻底清除，才能使用，否则刺激咽喉、引起
呕吐。

一般用量20克，煎煮10分钟，取汁300毫升，分三次内服。

② 益胃止呕

用于胃阴不足所引起的口干口渴、欲饮多饮、干呕不止，或呃逆连连、食量减
少等表现。

枇杷肉50克，直接食用。

枇杷果肉（带核）100克，煎煮5分钟，取汁300毫升，蜂蜜适量，分三次内服。

干呕、呃逆严重的，则当茶饮、频繁少量咽下；或者再加入柿蒂20克，同煎，
效果会更好。

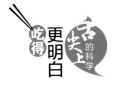

15 橙子

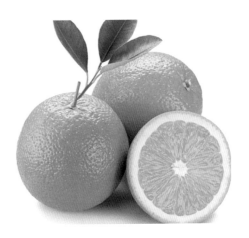

[性质与气味]

凉性，甘味、微酸。

[功效与运用]

① 益胃降逆

用于胃阴不足所引起的干呕、呃

逆、口干口渴、食量减少等。

橙子肉50克，直接食用。

橙子果肉200克，捣烂，取汁，每次50毫升。

干呕、呃逆严重的，可加入柿蒂20克，同捣取汁，频频少量咽下。

② 解酒醒酒

用于饮酒过度而烂醉不醒者。

橙子肉100克，捣烂，取汁，一次灌下。

16 柚子

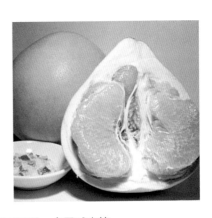

[性质与气味]

寒性，甘味、酸味。

[功效与运用]

① 益胃降逆

用于胃气不足所引起的干呕、呃逆、口干口渴、食量减少等。

柚子肉50克，直接食用。

柚子连皮100克，煎煮10分钟，取汁300毫升，冰糖适量，分三次内服。

干呕、呃逆严重的，加入柿蒂20克，同煎，频频少量咽下。

② **解酒醒酒**

用于饮酒过度而烂醉不醒者。

柚子肉100克，捣烂，取汁，一次灌下。

③ **降气止咳**

用于肺热咳嗽、痰多、色黄，或有胸闷气喘者。

柚子肉50克，直接食用。

柚子肉、枇杷肉各100克，捣烂，取汁，每次50毫升；或煎煮5分钟，取汁300毫升，分三次内服。

17 杨梅

[性质与气味]

凉性，甘味、酸味。

[功效与运用]

① **止渴止呕**

用于胃阴不足所引起的口干、口渴、欲饮，或频繁的干呕、呃逆、嗳气、舌质干燥、少苔等。

口干渴饮者，杨梅60克、西瓜100克，捣烂，取汁，每次50毫升。

干呕呃逆等，杨梅60克、柚子60克，捣烂，取汁，每次50毫升。

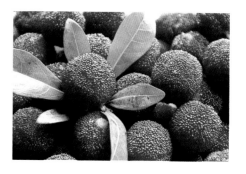

② **止泻止利**

用于腹泻、痢疾，次数增多，便质清稀等。

杨梅60克、柿子肉60克，捣烂，取汁，内服。

杨梅100克、柿子肉100克，煎煮5分钟，取汁300毫升，分三次内服。

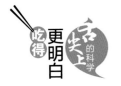

18 李子

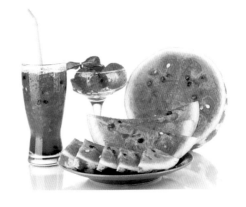

[性质与气味]

凉性、甘味、酸味。

[功效与运用]

① 清肝泻热

用于肝胆火热所引起的口干口苦、头目胀痛、耳鸣如钟、急躁易怒、恶梦多多等表现。

李子果肉200克，单用，也可加入梨子果肉200克，捣烂取汁，每次50毫升。

② 利尿消水

用于水肿，甚至有腹水、小便量少等表现。

李子果肉200克，单用，也可加入西瓜（连皮）300克，共同捣烂，取汁，每次100毫升。

③ 滋阴退热

用于阴虚火旺所引起的阵发性感觉身热、觉骨节发热、下午晚上更明显、口干咽燥、手足心热等表现。

李子果肉200克、猕猴桃200克，共同捣烂，取汁，每次100毫升。

19 西瓜

[性质与气味]

寒性，甘味。

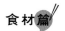

[功效与运用]

① 清热解暑

　　用于暑天气候炎热、预防中暑；或轻微伤暑，所出现的身热、心烦、汗多、口渴、小便黄少等表现。

　　西瓜肉150克，直接食用。

　　西瓜肉500克，捣烂，取汁，每次100毫升。

　　注意：在伤暑表现的基础上，出现神志昏迷、突然倒地，就叫中暑，应该立即医疗急救。

② 清热疗疮

　　用于心火上炎所引起的口舌生疮、溃疡、口中觉热，甚至牙龈肿痛等表现。

　　西瓜皮100克、生苦瓜肉50克，捣烂，取汁，含漱口腔，每次5分钟，一日3~4次；同时，也可内服，每次50毫升。

20 大枣

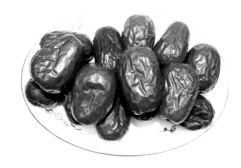

[性质与气味]

　　温性，甘味。

[功效与运用]

① 益气养血

　　用于气血不足、诸虚劳损，所引起的面色发黄无光、形体衰弱、常觉乏力、不耐疲劳、懒言懒动、唇舌淡白等表现。

　　大枣5克，直接食用。

　　大枣20克、桂圆肉20克，煎煮10分钟，取汁300毫升，分三次内服。

② 补益脾胃

　　用于脾胃不足，所引起的体倦乏力、食欲不振、食量减少、进食不香、大便不爽或时常便软不成形等表现。

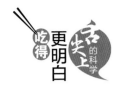

大枣20克、生山楂10克；

大便不爽的加老南瓜100克；

大便不成形的加莲子肉10克；

脘腹胀满不舒的加橘子皮10克；

水适量，煎煮20分钟，取汁300毫升，分三次内服。

大枣含有丰富的铁、维生素PP 、维生素C，不仅对缺铁性贫血效果良好，而且对慢性肝炎、高血脂等也有一定的作用，此外还含有一定的防癌物质。

21 山楂

温性，甘味、酸味。

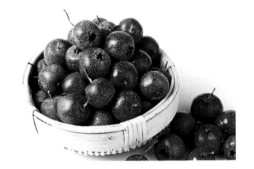

功效与运用

① 消积增食

用于暴饮暴食、食积不化，所引起的胃脘胀满、食少，甚至不食、厌食等表现，各种食积均可，尤以食肉过多之肉积更佳。

炒山楂10克、白萝卜100克或白萝卜籽（莱菔子）10克，煎煮10分钟，取汁300毫升，分三次内服。

② 活血化瘀

用于气血不通、血行不畅，所引起的唇舌发紫、局部有针刺样的疼痛，且固定不移、夜晚加重，其痛处以心前区、胃脘、两肋等处者尤佳。

生山楂10克、葱头20克，先将山楂煎煮10分钟，再入葱头煎煮5分钟，取汁300毫升，分三次内服，还可加入白酒10毫升兑服。

③ 小儿脾虚

用于小儿脾虚，所引起的脘腹胀满、食欲不振、食量不多，甚至厌食、常常饭后就泻、便质稀软，或次数增多，或便中有未消化的食物残渣、精神不振、形体瘦弱等表现。

新鲜山楂（去皮、核）10克、莲子肉10克、炒谷芽20克、炒麦芽20克、莱菔子5克、土豆60克。

先将除土豆外的其他食物，共同煎煮20分钟，取汁300毫升；再单独将土豆煮熟，捣烂为泥，加入到汤汁中，再煎3~5分钟，成稀糊状，白糖适量，每次20~30毫升。

当今发现，山楂不仅含有较多的维生素C、胡萝卜素、钙、铁等，营养丰富；还能促进蛋白质的分解、有利于吸收；又能抑制脂肪的转化，而有减肥的作用；更能降低血脂、血压，增加血管的弹性，扩张血管，增强心房心室的振幅与冠状动脉的灌注量，是心脑血管、脂肪肝等病的良药；此外，还能促进气管纤维的运动，有利痰液的排出，以及一定的抑菌与防癌作用。

用于高血脂、高血压、动脉硬化、脂肪肝等。

生山楂10克、莱菔子10克、芹菜100克、玉米须100克，先将前两种食物煎煮15分钟，再放入芹菜、玉米须煎煮5分钟，取汁500毫升，分三次内服。

用于减肥美形：

生山楂10克、白萝卜200克、冬瓜（连皮）200克、新鲜荷叶50克，煎煮20分钟，取汁600毫升，当茶饮。

注意：由于山楂有开胃增食的作用，如在减肥之中，食欲增加，可以多吃水果、蔬菜或土豆充饥即可；又因为山楂有明显的活血化瘀的作用，所以有胃溃疡，尤其在出血期间以及一切出血性疾病，都不能使用。

22 桂圆

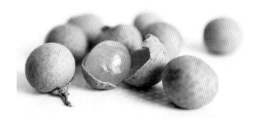

[性质与气味]

温性，甘味。

[功效与运用]

① **补气养血**

用于先天禀赋不足或后天失

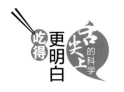

养，或积劳成积，或大病久病之后，气血两亏，所引起的面色晦暗，或萎黄或淡白、形体衰弱、气短乏力、不想说话、懒于动作、难耐疲劳、身体消瘦、食欲不振等表现。

桂圆肉20克，直接食用。

桂圆肉100克、大枣肉100克、樱桃肉100克，水适量，熬成膏状，一次50毫升。

也可将以上三种食物，放在3000毫升40°米酒之中，浸泡半月后，饮用，一日二次，一次30~50毫升。

② 养心安神

用于心气血不足，所引起的夜卧难眠、眠浅不深、容易惊醒、记忆力下降、注意力难集中、白昼疲倦等表现。

桂圆肉30克、香蕉50克、小麦100克，水1000毫升，先将小麦熬粥，快熟之时再将桂圆肉、香蕉放入，再熬10分钟，分三次内服。

23 柠檬

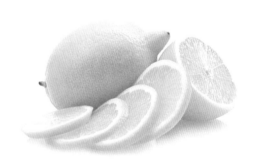

性质与气味

凉性，甘味、酸味。

功效与运用

① 清热生津

用于热证伤阴、或天热汗多伤津、或素体阴虚内热等，所引起的口干口渴、舌咽干疼、小便黄少、舌质发红、舌苔黄干等表现。

柠檬20克，切片，泡开水，当茶饮。

柠檬20克、梨100克、甘蔗200克，共同捣烂，取汁，当茶饮或分三次内服。

② 清热止咳

用于肺经有热，所引起的咳嗽、痰黄黏稠、很难咯出、咽喉干痛、觉胸闷热等。

柠檬30克、枇杷肉100克或柚子肉100克，共同捣烂，取汁，分三次内服。

24 桑椹

[性质与气味]

凉性，甘味、酸味。

[功效与运用]

① 补益精血

用于肝肾精血不足，所引起的腰膝痿软、两足无力、耳内蝉鸣、视物昏花、不耐疲劳、头发早白甚至脱落等表现。

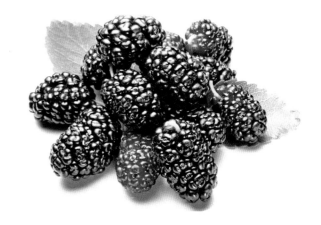

桑椹200克、黑豆100克、核桃仁100克，水适量，先将黑豆煮烂，熬至糊状，加入桑椹、核桃仁，再熬10~15分钟，成膏状，蜂蜜适量，每次30毫升。

② 养心安神

用于心气血不足，所引起的夜不能眠、易于早醒、醒后难于再睡、白昼神疲、记忆力下降、注意力难以集中、反应迟缓等表现。

桑椹60克、桂圆肉30克，煎煮10分钟，取汁300毫升，分三次内服。

③ 润肠通便

用于病后血虚、肠道失润或老年血亏，所引起的便秘，或习惯性便秘，如多日不解、便时延长、排便困难等。

鲜桑椹100克，煎煮10分钟，取汁300毫升，分三次内服。

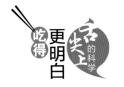

注意：煎煮桑椹，不能用铁器，只能用砂锅类容器。

25 荸荠

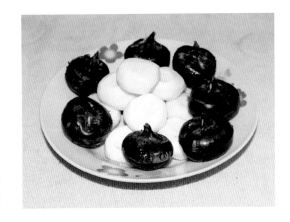

［ 性质与气味 ］

寒性，甘味。

［ 功效与运用 ］

① **生津止渴**

用于天热汗多或热病之后，津液不足，所引起的身热心烦、口干思饮、小便黄少等表现。

荸荠50克，直接食用。

荸荠100克、甘蔗200克或西瓜200克，也可以三种食物同用，共同捣烂取汁，每次100毫升。

② **益胃消食**

用于暴饮暴食、食积不化，所引起的胃脘饱胀、食后更胀、嗳气、食欲下降、大便中有未消化的食物残渣等表现。

荸荠50克，直接食用。

荸荠50克、炒山楂10克、白萝卜100克或莱菔子10克，水煎煮15分钟，取汁300毫升，分三次内服。

③ **化痰消积**

用于痰浊内积某处，天长日久，所引起的局部积块、大小不等、表面光滑、质地柔软、大小不等，与今天所说的囊肿有类似之处。

荸荠100克、桃子核（去其外壳）10克，煎煮20分钟，取汁300毫升，分三次内服。

④ **凉血止血**

用于湿热下注肠道，所引起的腹泻、下痢、大便黄稀或黄糜如糊状、甚者脓血黏液，或者痔疮发作、便后出血等表现。

荸荠200克、柿子肉200克，共同捣烂，取汁，每次50毫升。

26 甘蔗

性质与气味

寒性，甘味。

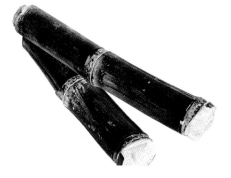

功效与运用

① **生津增液**

用于天热汗多或热证津伤等，所引起的口干口渴、咽喉干痛、小便黄少、大便干硬、舌质发红、舌苔黄干或无苔等表现。

甘蔗300克，直接嚼烂吞汁。

甘蔗500克、西瓜500克，共同捣烂，取汁，每次100毫升。

② **润肺止咳**

用于肺阴不足，所引起的咽喉干痛、干咳无痰、或痰少胶黏难咯、胸中觉热、或有隐痛等表现。

甘蔗300克，直接嚼烂吞汁。

甘蔗500克、梨500克，共同捣烂，取汁，每次100毫升。

③ **解酒醒酒**

用于饮酒过度而酒醉不醒者。

甘蔗300克，捣烂取汁，一次灌服。

27 橄榄

[性质与气味]

寒性，酸味、甘味。

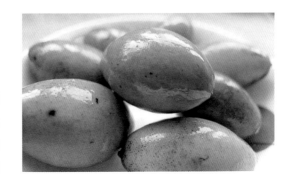

[功效与运用]

① **清热利咽**

用于热证过程中，咽喉发红、肿痛、干痒、声音嘶哑；也可用于因连续讲话、大声讲话、时间太久，所引起的咽喉干痛、声音嘶哑等表现。

橄榄一粒，直接噙含口中，口中唾液慢慢咽下。

橄榄2枚，打破，泡开水200毫升，当茶频频慢慢饮下。

② **鱼骨卡喉**

用于食鱼之时，鱼刺卡喉。

橄榄肉3~5枚，捣烂，取汁，噙含口中，慢慢咽下。

橄榄核2~3枚，蘸水，磨汁，噙含口中，慢慢咽下。

四 坚果类

1 花生

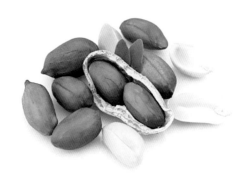

[性质与气味]

平性，甘味。

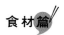

「 功效与运用 」

① 养血益气

用于气血不足，所引起的疲乏无力、不耐疲劳、懒言懒动、头晕眼花、形体消瘦、面色淡白或淡黄无光、唇舌淡白等表现。

花生30克、大枣20克、桂圆肉20克，煎煮20分钟，取汁300毫升，分三次内服。

② 产后乳少

用于妇女产后气血不足，所引起的乳汁缺少。

生花生50克、淡菜30克、猪前蹄一只，炖汤400毫升，分两次内服。

③ 收敛止血

用于因血小板减少，所引起的鼻血、龈血、尿血、便血、月经量多、皮肤紫癜等出血表现。

生花生衣（涩味）20克，开水300毫升，浸泡10分钟，分三次内服。

花生仁含有丰富的植物性蛋白、多种维生素与矿物质，因此营养丰富，能够养血益气；生花生衣能够促进血小板的再生、迅速提高血小板的数量，所以能够起到止血的作用。

2 核桃

「 性质与气味 」

温性，甘味。

「 功效与运用 」

① 补肾健脑

用于素体衰弱、或久病大病之后、或年老衰退等，肾精亏虚，所引起的形体疲惫、精神不振、腰膝酸软、两足无力、头晕耳鸣，或记忆力下降、表情淡漠、反应迟钝、动作迟缓，或头发早白、早脱等表现。

核桃仁10克，直接食用。

核桃仁30克、桂圆肉20克、黑芝麻20克、黑大豆30克；

先将黑芝麻、黑大豆炒熟，磨成细粉，备用；核桃仁、桂圆肉煎煮15分钟，取汁300毫升，再冲入黑芝麻、黑大豆粉，成糊状，蜂蜜适量，分三次内服。

② 补肾纳气

用于肾不纳气导致肺气不足，所引起的常觉呼吸气短、上气不接下气、行动气喘不止，常有腰膝酸软、两足软弱无力等表现。可见于当今所说的慢性阻塞性肺病（慢性支气管炎、肺气肿）的非感染期以及过敏性哮喘等病的过程之中。

核桃仁30克、黑芝麻10克、白果仁5克，煎煮20分钟，取汁300毫升，分三次内服。

③ 温阳通便

用于阳气不足、温化推动无力、阴寒凝滞、肠道不通之便秘，其表现为解便时间延长、排便不畅不爽、但便质不干或软、腹中觉冷或有微痛、平素疲惫乏力、怕冷、肢冷不温等。

核桃仁30克、韭菜60克、老南瓜100克，水500毫升，煎煮20分钟，分三次内服。

常服核桃有防止动脉硬化、神经衰弱等作用，对胆结石也有一定的治疗作用。

3 板栗

[性质与气味]

温性，甘味。

[功效与运用]

① 补肾壮骨

用于肾精不足、不能养骨，所引起的腰膝酸软、足软无力，甚至常觉

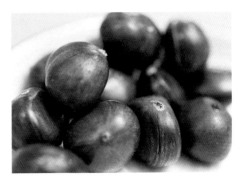

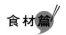

小腿痉挛抽筋、易于骨折等表现。

　　板栗肉10~20枚，炒熟，直接服用。

　　板栗肉60克、黄豆60克、猪棒骨或脊柱骨500克，炖汤或红烧，分三次内服。

② 健脾止泻

　　用于脾气不足，所引起的经常腹泻、便质溏稀、饭后就泻、多吃易泻、体倦乏力等表现。

　　板栗炒熟，每次10~20枚，直接食用。

　　板栗肉60克、莲子肉20克、炒石榴皮20克，

　　腹部觉胀的加橘子皮10克，煎煮20分钟，

　　取汁300毫升，分三次内服。

4 黑芝麻

性质与气味

　　平性，甘味。

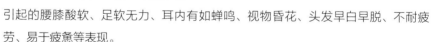

功效与运用

① 补益肝肾

　　用于肝肾不足、精血亏虚，所引起的腰膝酸软、足软无力、耳内有如蝉鸣、视物昏花、头发早白早脱、不耐疲劳、易于疲惫等表现。

　　黑芝麻20克、大米150克，熬粥，分三次内服。

　　黑芝麻20克、核桃仁40克、桑椹60克，煎煮20分钟，取汁300毫升，分三次内服。

　　黑芝麻60克、核桃仁100克、桑椹200克，白酒3500毫升，浸泡一周，每次50毫升，一日二次。

② 润肠通便

　　用于精血不足、肠道失去滋润，所引起的便秘，可见多日没有便意、解便时间

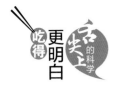

较长、肛门坠胀、便出困难、便质较干、面色淡白等表现。

黑芝麻10克、杏仁（去外壳）10克，煎煮20分钟，取汁200毫升，蜂蜜适量，分二次内服。

黑芝麻10克、核桃肉20克，煎煮20分钟，取汁200毫升，蜂蜜适量，分二次内服。

市场加工出售的芝麻油也有润肠通便的作用，可直接内服，每次10~20毫升。

5 白果

[性质与气味]

平性、微苦、涩味。

[功效与运用]

① 敛肺平喘

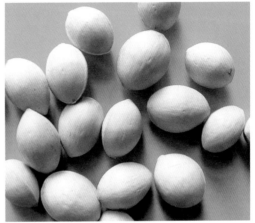

用于肺病日久、气虚不足，所引起的久咳、久喘、久哮，尤其一动就喘、劳后加重、呼吸气短等表现。

白果10克、核桃肉20克，煎煮30分钟，取汁300毫升，分三次内服。

② 健脾止带

用于脾气虚弱、水湿不运，所引起的妇女白带清稀、淋漓不尽，甚至如水样，无痒不痛、没有明显的异味等表现。

白果10克、莲子肉20克、乌贼骨10克，煎煮30分钟，取汁300毫升，分三次内服。

③ 固肾止泻

用于肾气不足、失于固摄，所引起的长期小便频数、尤其夜间尿多、甚至遗尿床上，以及男子睡中遗精、滑精等表现。

白果10克、核桃肉20克，煎煮30分钟，取汁300毫升，分三次内服。

尿频、尿床的，加乌贼骨10克。

遗精、滑精的，加莲子须20克。

④ 治疗癣疮

用于皮肤癣疮，日久难愈。

生白果切破，用其断面，频频摩擦患处，每次1~2分钟，一日2~3次。

注意：生白果不能内服；即使煮熟内服，用量也不可太大，否则会引起中毒。

 五 藻菌类

1 海带

[**性质与气味**]

凉性，咸味。

[**功效与运用**]

软坚散结

用于脖颈肿大，中

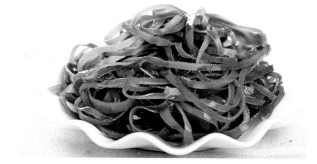

医学称之为"瘿瘤"，认为由痰湿瘀滞天长日久积块所成，与今天所说的因食物中缺碘所形成的甲状腺肿大相类似，常具有地域性。

海带100克，加入生山楂15克更佳，煎煮30分钟，取汁300毫升，分三次内服。

海带含有丰富的碘，所以对缺碘性甲状腺肿大有着很好的效果；此外，常服海带，对心血管疾病、白血病、肾功不全等，也有一定的治疗作用；还能减少外来放射性元素在肠道的吸收，因此在有放射性元素的各种环境或接受放射性治疗时，可以多吃海带。

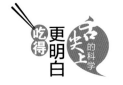

2 紫菜

[性质与气味]

凉性，咸味。

[功效与运用]

软坚散结

与海带一样，用于脖颈肿大的瘿瘤。

紫菜20克，煎煮10分钟，取汁300毫升，分三次内服。

用于习惯性便秘，可见多日不解大便、解便时间延长、大便结燥干硬、排便困难不畅、小腹气鼓气胀等表现。

紫菜10克，煎煮10分钟，取汁100毫升，加入芝麻油20~30毫升，食盐少许，一次性内服，30分钟后即可便通畅爽，一日一次。

常服紫菜不仅可治疗缺碘性甲状腺肿大，还对淋巴结核、心血管疾病、脚气、慢性支气管炎等病，都有一定的治疗作用。

3 蘑菇

[性质与气味]

平性，甘味。

[功效与运用]

① 补中益气

用于脾胃气虚所引起的食欲不振、食量减少、平素气短乏力、形体衰惫、身体瘦弱、精神不佳等表现。

蘑菇50克，煎煮30分钟，取汁300毫升，分三次内服。

也可将蘑菇放入其他菜肴之中混合烹用。

蘑菇100克、鸡肉500~1000克，炖汤，每次200毫升，多次内服。

② **增加乳汁**

用于妇女产后气血亏虚所致乳汁分泌不足。

蘑菇50克、花生100克、猪前蹄1000克，炖汤，每次200毫升，多次内服。

蘑菇，具体可分蘑与菇，而实际的品种各自又有若干，但就其食疗中的作用而言，大体上差不多，一般又以野生的效果为佳。

现代发现，蘑菇中所含有麦角甾醇，经紫外线照射后就变成维生素D，所以有抗骨质疏松、佝偻病（以小儿骨骼发育不良为主要表现）的作用；此外，常食蘑菇对白细胞减少，尤其是在放、化疗过程中的白细胞下降，各种癌症，特别是消化系的食道癌、胃癌、

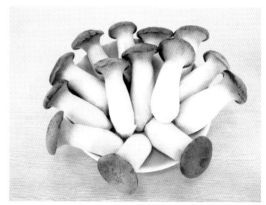

肠癌、肝癌等，以及传染性肝炎等，都有着明显的治疗作用。

注意：食用蘑菇类，尤其野生的，必须与毒蕈做严格、细心的鉴别，一旦误食，中毒匪浅，生命堪忧。

4 黑、白木耳

性质与气味

平性，甘味、淡味。

功效与运用

① **润肺止咳**

用于肺阴亏虚，所引起的咽喉干燥或觉灼热、干咳无痰、或痰少胶黏很难咯出、或痰中带血、胸内觉灼热或隐痛，以及两颧发红、下午晚上身发低热、或睡中盗汗等表现，尤其用于此类表现之久病不愈者。

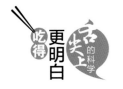

当今所说的肺结核，常有如此的表现。

白木耳或黑木耳10克，煎煮40分钟，加入枇杷或柿子50克，再煎煮10分钟，取汁300毫升，冰糖适量，分三次内服。

② 益胃生津

用于胃阴不足所引起的口腔干燥、舌质粗糙、口干口渴、欲饮能饮、大便干硬、排便困难等表现。

白木耳或黑木耳10克，煎煮40分钟，取汁300毫升，加入甘蔗100毫升，分三次内服。

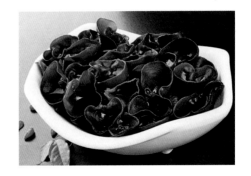

③ 凉血止血

用于天气炎热、或火热病证、或阴虚火旺等过程中，所引起的多种出血表现，如鼻血、咯血、尿血、便血、月经量多等，此类出血其颜色鲜红、血质黏稠，并伴火热病证或阴虚火旺的表现。

黑木耳或白木耳10克，煎煮30分钟，取汁300毫升，冰糖适量，分三次内服。

鼻血、咯血，可兑入生藕节或生白萝卜汁100毫升。

尿血、便血、月经量多，可兑入生空心菜汁或荸荠汁100毫升。

同服，止血的效果更好。

白木耳、黑木耳的食疗作用基本相同；不过，用于滋阴，白木耳强于黑木耳；用于止血，黑木耳强于白木耳。

癌症患者在放疗、化疗期间，坚持服用白木耳，可以防止放、化疗所引起的白细胞下降。

黑木耳还有降低血压、防止血管硬化的作用。在美国，是用于减少血液的凝结、防止心脑血管疾病的常用食物。

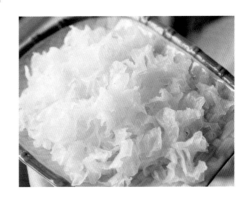

六 畜禽类

1 猪肉

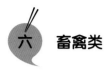

[性质与气味]

平性，甘味、咸味。

[功效与运用]

① 益气补血

用于气血不足所引起的形体消瘦、体倦乏力、不耐疲劳、面色淡白或淡黄无光等表现。

五花猪肉100克、大枣20克、糯米150克，熬成稀粥，分三次内服。

② 润燥通便

用于阴血不足所引起的大便干燥、排便困难等表现。

肥猪肉50克，煎汤300毫升，食肉饮汤，分二次服下。

[附]

（1）猪血

平性、甘味。

生血养血。

用于血虚所引起的面、睑、唇、舌、爪甲颜色淡白，时感倦怠乏力、头晕眼花等表现，与今天所说的缺铁性贫血多相类似。

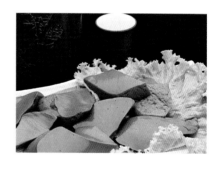

本品凝固者（俗称"血旺"）100~200克、菠菜100克，煮汤，佐餐。

（2）猪脑、脊髓

微凉、甘味。

填精补髓。

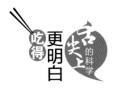

用于肝肾亏虚、髓海不足，所引起的时觉头脑空虚或晕眩、记忆下降、反应迟钝、动作迟缓、表情淡漠等表现。

猪脑或脊髓50~100克、核桃仁20克，煮汤，佐餐。

本品胆固醇含量很高，所以胆固醇指标升高及肥胖之人，不宜多食、久食。

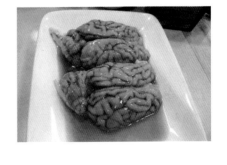

（3）猪肝

平性、甘味。

养肝明目。

用于肝血不足，所引起的两眼昏花、视物模糊、视力减退以及夜盲症等表现。

猪肝100克，单用；

或加入胡萝卜100克，煮汤，煎炒，佐餐。

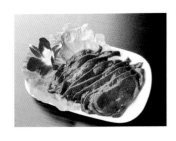

（4）猪心

平性、甘味。

养心安神。

用于心气不足所引起的心慌心累、心悸不宁、睡眠不深、时时梦醒、不动汗出、动则汗甚等表现。

猪心50克、小麦（自汗明显者，改用浮小麦）100克、桂圆肉20克，熬成稀粥300毫升，分三次内服。

（5）猪肺

平性、甘味。

补肺止咳。

用于肺气不足所引起的久咳不止、咳嗽无力、呼吸气短，或有行动就喘、咯血等表现。

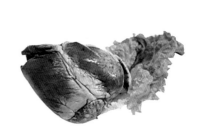

猪肺250克、白果仁10克，炖汤600毫升，分三次内服。

（6）猪肾

微温、甘味。

温肾补阳。

用于肾精亏虚所引起的常感腰痠无力、隐痛痠痛、喜揉喜按等表现。

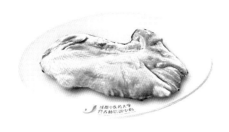

猪肾一枚、切片，韭菜100克，炒熟，一次内服。

猪肾一枚、切片，板栗（去外壳）20粒，煮汤，200毫升，一次内服。

（7）猪胃

微温、甘味。

补益脾胃。

用于脾胃虚弱，所引起的食少腹胀、大便稀溏、疲乏无力；小儿疳积，多以食欲不振、食量不多、常易腹泻、形体消瘦、腹大青筋、个子矮小等为主要表现。

猪胃一个、大枣10枚、莲子肉20克、生山楂10克、莱菔子10克、糯米100克。

先将大枣等五种食物水浸泡软，装入猪肚之中，缝口，煮熟，切片，成人分三次内服，三岁至五岁小儿分九次内服，五岁以上小儿分六次服。

（8）猪胰

平性、甘味。

益气养阴。

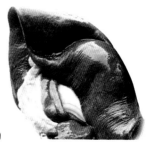

用于气阴不足，所引起的体倦乏力、口干口渴、思饮多饮、小便量多、时感饥饿、食量很多、形体消瘦，中医学称之为消渴、消瘅，与今天所说的糖尿病表现有类似之处。

猪胰150克、荔枝核（打破）20克、苦瓜100克，煎煮30分钟，取汁300毫升，分三次内服。

用猪胃150克，取代猪胰，同样有以上治疗作用。

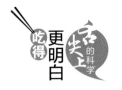

（9）猪肠

平性、甘味。

涩肠止脱。

用于中气下陷、腹泻日久、大肠不固，所引起的脱肛、轻者泻后直肠脱出肛门外、平躺时用手可托回，重者不能托回，或平时也脱出肛外。

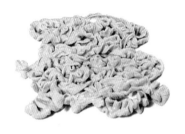

猪大肠200克，莲子肉（打烂）20克、炒石榴皮（切丝）20克、糯米60克，先将后三种食物浸泡变软，塞入肠中，两头扎紧，煮熟，切片，分三次内服。

（10）猪尿胞

平性，甘味、咸味。

补肾固涩。

用于肾气不固，所引起的小便频多、尤其夜尿次多，甚至睡中尿床、小便失禁等表现。

猪尿胞一个、莲子肉（打烂）20克、莲子须20克、糯米60克，先将后三种食物浸泡变软，塞入猪尿胞之中，扎紧出口，煮熟，切片，分三次内服。

（11）猪皮

微凉、甘味。

清热利咽。

用于肺或肾阴不足、虚火上炎，所引起的咽喉干燥、干痒、干痛，或有血丝、肿大、声音嘶哑等表现。

猪皮150克，煎煮60分钟，取浓汁300毫升，蜂蜜适量，分三次内服。

以上用法，经常服用，还可起到减少面部皱纹、消除雀斑、增加光洁度、恢复弹性等美容作用。

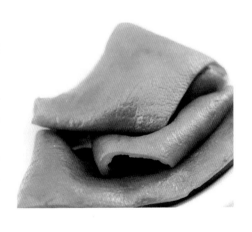

（12）猪蹄

平性、甘味。

养血增乳。

用于妇女产后气血亏虚，所引起的乳汁不足。

猪前蹄一只、淡菜30克、花生50克，炖汤400毫升，分二次内服。

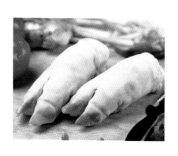

（13）猪骨

平性、甘味。

生髓养骨。

多用于肾精不足，不能生髓养骨，骨髓空虚，所引起的腰膝痠软无力、两足萎软或有痠痛、经常痉挛抽筋、容易骨折或骨折难愈等表现。

猪大腿骨（俗称棒子骨）1000克、黄豆50克，炖汤600毫升，分三次内服。

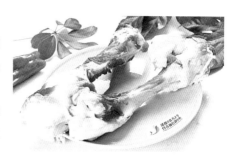

2 牛肉

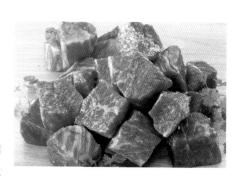

> 性质与气味

温性，甘味。

> 功效与运用

温阳补气

用于素体阳气不足或因大病、久病之后体弱阳虚，所引起的形体衰弱、体倦无力、肢体不温、怕冷恶风、动则汗出等表现。

牛肉300克、老姜30克、韭菜100克（后下），炖汤，取600毫升，分三次内服。

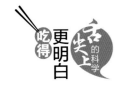

3 羊肉

[性质与气味]

热性，甘味、辛味。

[功效与运用]

① 壮阳补肾

用于素体肾阳不足，或久病大病之后的肾阳亏虚，所引起的形体衰弱、体倦乏力、畏寒怕冷、肢体冰冷、腰膝酸软、两足萎软、夜尿频多等表现。

羊肉300克、老姜30克、黑豆50克，炖汤600毫升，分三次内服。

② 温补中阳

用于素体脾胃阳虚，或生冷饮食过度、或久病之后脾胃阳气受伤，所引起的形体衰弱、疲乏少力、脘腹冷痛隐痛、喜好热饮热食、便质稀薄、便中较多未能消化的食物残渣、生冷饮食后就会腹泻等表现。

羊肉100克、老姜30克、糯米150克，熬粥，分三次内服。

牛肝与牛骨、羊肝与羊骨，和猪肝与猪骨一样，同样分别有养血、壮骨的治疗作用。

所不同的是，猪肝与猪骨的性质属于平性，可用于任何地区、季节、体质、人群，以及寒证、热证；而牛肝与牛骨的性质偏温，羊肝与羊骨的性质更是偏热，更适宜于寒冷的地区与季节、偏寒性或阳气不足的体质人群寒证或阳气不足的疾病表现。

4 鸡肉

[性质与气味]

平性，甘味。

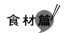

功效与运用

① **益精治损**

用于素体虚弱，或大病久病之后、虚损未复，多有形体消瘦、懒于说话或运动、身软乏力、声低气短、面色淡白等表现。

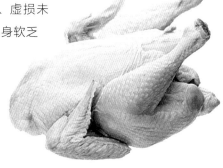

鸡肉300克、大枣30克，炖汤1000毫升，分三次内服。

鸡肉300克、板栗30克，红烧，分三次内服。

② **健脾消肿**

用于脾气虚衰、水湿不运，所引起的声低懒言、体倦乏力、身体水肿、尤以双下肢明显、按之凹陷、小便减少等表现。

鸡肉200克、赤小豆100克、冬瓜（连皮）200克、老姜皮30克，先将鸡肉炖熟，再加入赤小豆炖煮30分钟，最后加入冬瓜、老姜皮再炖10分钟，取汁600毫升，分三次内服。

③ **养血增乳**

用于妇女产后气血亏虚，所引起的乳汁不足。

母鸡肉300克、大枣30克、蘑菇50克，炖汤600毫升，分三次内服。

④ **益肾固精**

用于肾气不固，所引起的小便频数，尤其夜尿次多、质清量多、无热无痛，男子梦中遗精，常伴有腰膝痠软无力、形体疲惫等表现。

雄鸡肉150克、莲子须20克，煮熟之后，再加入黄米酒150毫升，再煮5分钟，分三次内服。

附

（1）鸡肠

平性、甘味。

固肾涩尿。

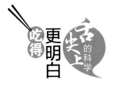
用于小儿因先天禀赋不足、或后天发育不良、或生病之后，肾气不固，所引起的夜间尿床，即遗尿。

鸡肠若干，洗净，切成小段，置放在洗净的青色房瓦上，再将青瓦放在细火上，不停翻动肠块，慢慢烘烤，直至焦脆，研为细末，内服，每次3~5克；莲子肉10克，煎煮20分钟，取汁150毫升，每次50毫升，送服鸡肠粉。

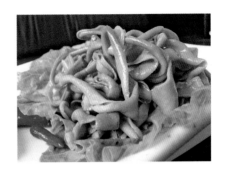

（2）鸡内金

平性、甘味。

固肾涩尿。

用于小儿肾气不固，所引起的夜间尿床，即遗尿。

鸡内金若干（鸡腹中的砂囊的黄色内壁，俗称鸡菌干、鸡菌壳），洗净，炒脆，研成细粉；乌贼骨，研成细粉；2:1混合，每次2克，淡盐开水送服，一日三次。

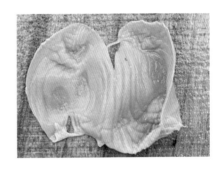

消食除积

用于暴饮暴食，各种食积不化，所引起的胃脘胀满疼痛、嗳腐吞酸（打带有食物酸臭味的饱嗝）、食欲下降、食量减少，甚至厌食、泻下清稀、大便中或有未消化的食物残渣等表现。

鸡内金粉，每次5克；炒山楂10克，煎煮10分钟，取汁300毫升，每次100毫升，送服鸡内金粉。

治疗结石

用于胆总管结石、胆囊结石，尤其是肾脏、输尿管的结石。

鸡内金粉每次10克；冬苋菜50克、煎煮10分钟，加入老姜汁10毫升，送服鸡内金粉。

（3）鸡血、鸡肝

平性、咸味。

养血明目。

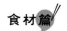

用于肝血不足，所引起的面少血色、易感疲惫、视物昏花、模糊不清，或月经量少、色淡质清等表现。

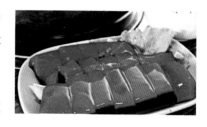

鸡血，每次20毫升，直接饮用。

鸡肝100克、胡萝卜100克，炒熟，一次内服。

鸡血旺100克或鸡肝150克、菠菜100克，煮汤，取汁600毫升，分三次内服。

5 鸭肉

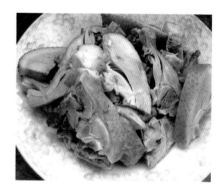

性质与气味

凉性，甘味、咸味。

功效与运用

① **滋阴清热**

用于肺胃阴虚，所引起的咽喉干燥、干咳少痰，或口干口渴、大便干燥难解，阵发性觉身发热、手足心热、舌质发红、少苔或无苔而且干燥等表现。

鸭肉150克，炖汤600毫升，分三次内服。

口咽干燥、干咳少痰，加入梨子100克；

大便干结、排便困难的，加入紫菜（后下，只煮5分钟）20克。

② **利水消肿**

用于脾胃虚弱，所引起的小便不利、双下肢浮肿。

鸭肉150克，煮熟炖烂；再加入冬瓜（连皮）150克，再煮15分钟，取汁600毫升，分三次内服。

鸭血、鸭肝、鸭内金，分别与鸡血、鸡肝、鸡内金有着同样的治疗作用。

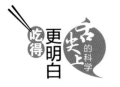

6 鹅肉

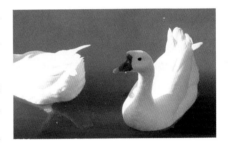

[性质与气味]

凉性，甘味。

[功效与运用]

① 补中益气

用于脾胃气虚，所引起的食少腹胀、大便质软、甚至稀溏、形体消瘦、气短乏力等表现。

鹅肉150克、莲子肉20克、老姜20克，炖汤，取汁600毫升，分三次内服。

② 益中止渴

用于脾气不足、胃阴缺乏、气阴两虚，所引起的倦怠乏力、形体消瘦、口干口渴、饮水特多等表现。

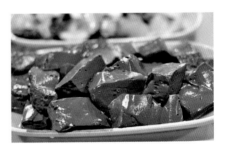

鹅肉150克、白萝卜150克、老姜20克，先将鹅肉炖熟，再放白萝卜、老姜，再炖20分钟，取汁600毫升，分三次内服。

[附]

鹅血

凉性，咸味。

降气止嗝。

用于胃阴不足、胃气上逆，所引起的食后反胃打嗝、甚至呃逆不止，或吃食物便觉喉梗、口干舌燥等表现。

杀鹅取其鲜血，也可以抽取鹅翅下鲜血，趁热缓慢饮下，每次10~20毫升。

7 兔肉

[性质与气味]

平性，甘味。

[功效与运用]

① 补中益气

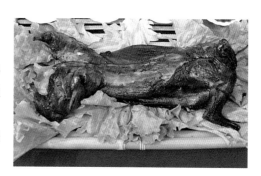

用于脾胃气虚，所引起的形
体疲软、常感乏力气短、懒言懒
动、食欲不振等表现。

兔肉150克、大枣20克、糯米
150克，煮粥，每次100毫升。

② 益胃止渴

用于胃阴不足，所引起的口干口渴、饮水量多、形体消瘦等表现。

兔肉150克、豇豆150克，煮熟，取汁600毫升，每次200毫升。

8 鹌鹑肉

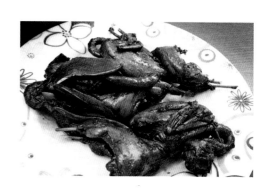

[性质与气味]

温性，甘味。

[功效与运用]

① 温补阳气

用于阳气不足，所引起的常觉精神不振、疲软乏力、不耐疲劳、特别怕冷、肢
冷不温、喜欢温暖等表现。

鹌鹑肉100克、韭菜60克、老姜20克，煮熟，取汁600毫升，分三次内服。
腰膝明显酸软的加核桃仁或板栗仁30克。

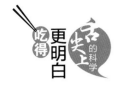

② 温脾止泻

用于脾阳不足，所引起的时时腹泻、泻下清稀冰冷、便中常见有许多没有消化的食物残渣、吃生冷食物后腹泻严重、常觉怕冷、肢冷不温、疲乏无力等表现。

鹌鹑肉100克、莲子肉20克、赤小豆50克、老姜20克，煮熟，取汁600毫升，分三次内服。

 七 蛋乳类

1 鸡蛋

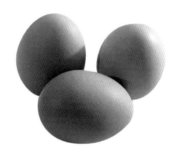

[**性质与气味**]

平性，甘味。

[**功效与运用**]

① 滋补佳品

本品性质平和，善能养血益气、滋阴润燥，用于各种气血不足、阴精亏虚，所引起的多种表现，如平素易感疲惫、不耐疲劳、懒于说话或运动、面色淡白或淡黄无光、形体消瘦、手足心热、口干舌燥等，鸡蛋是滋补与食疗食物中最常用的最佳食品，不同地区、季节、人群、病症均可使用。

一般每日1~2个，直接煮熟、打破用油炒熟、加水蒸熟均可。

② 解酒醒酒

用于饮酒过度，所引起的酒醉不醒者。

生鸡蛋一枚，打破，去其蛋黄，将蛋白直接吞服，即可。

2 鸭蛋

性质与气味

凉性，甘味。

功效与运用

① 润肺止咳

用于阴虚肺燥，所引起的干咳无痰或痰少胶黏、难于咯出、鼻咽干燥、胸中觉痒、舌质发红、少苔无苔等表现。

鸭蛋2枚、白木耳1克，先将白木耳用温水浸泡变软，水适量煮烂至糊状，再将鸭蛋打入煮熟，取汁300毫升，服用时加入冰糖适量，分三次内服。

② 凉血止血

用于热证或阴虚火旺过程中，也可用于天气炎热之时，所出现的头胀头痛、以前额两侧为主，口干口渴，鼻腔出血、出血量多、颜色鲜红、质地黏稠，舌质发红、舌苔色黄等表现。

青壳鸭蛋一枚（打破）、空心菜50克，同煮5分钟，取汁100毫升，一次内服。

③ 滋阴益气

用于气阴不足，所引起的身觉疲软、精神不振、口干舌燥、大便困难、手足心热等表现。

加工后的皮蛋一枚、精瘦猪肉50克、大米100克，熬成稀粥，分三次内服。

加工后的皮蛋，具有清热、解暑、滋阴的作用，是夏季常用的食物；但是皮蛋生吃，最容易引起沙门细菌中毒，务必注意！

生吃皮蛋时，最好能与老生姜、生大蒜同吃，以降低其中毒的风险；皮蛋生吃后不久，一旦出现腹痛、剧烈的上吐下泻，应立即去医院救治。

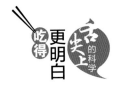

3 鹌鹑蛋

性质与气味

温性，甘味。

功效与运用

① 益气养血

用于小儿气血不足，所引起的面色发黄无光、形体消瘦、个子矮小、发育迟缓、饮食不香、食量不多等表现。

鹌鹑蛋2枚，打入大米米汤100毫升之中，煮熟，1岁小儿分二次内服，2~3岁小儿一次内服。

鹌鹑蛋3枚、核桃仁6克、莲子肉4克、炒山楂4克、大米或糯米30克，熬成稀粥，白糖适量，一岁小儿分三次内服，2~3岁小儿分二次内服。

② 健脾养胃

用于脾胃气虚，所引起的胃脘时时隐痛、喜欢按揉、饥饿加重、食后减轻或有腹胀嗳气、大便质软、不成条形、食量不多、食多觉胀、易于疲乏等表现。

鹌鹑蛋5枚（打破）、大枣3枚，加入牛奶200毫升，煮熟，一次内服。

4 牛奶

性质与气味

温性，甘味。

功效与运用

① 补气养血

牛奶补气养血，凡是气血不足者，无论成年、幼儿皆可经常服用。

半岁至1岁小儿每次80~100毫升，1~2岁小儿每次100~120毫升，3~5岁小儿每次150毫升，5岁以上小儿每次200毫升，成人每次200~250毫升。

每日1~2次，煮沸1~2分钟，白糖适量，直接饮用。

体质虚弱、久病体虚、年老衰退者，除可常服牛奶。

也可以用大米50克、大枣10克、先熬成稀粥，粥煮熟后，加入牛奶100毫升，分2次内服。

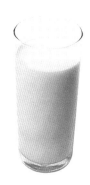

② 养心安神

用于心气不足，所引起的夜卧难眠或睡眠不深、易于惊醒、白昼精神不佳等表现。

牛奶200~250毫升，煮沸，睡前1小时与香蕉50克，同服。

③ 健肾壮骨

用于肾虚气不足，所引起的腰腿软弱乏力、经常抽筋痉挛不伸，尤其某个姿势固定太久或在夜里更明显，多见于中老年人，与当今所说的骨质疏松多有相似之处。

牛奶200~250毫升，煮沸，一日1~2次，常服。

牛奶100毫升、黄豆磨成的豆浆100毫升，混合内服，煮沸，每日1~2次。

牛奶之所以具有以上明显的功效，与其营养丰富，尤其富含蛋白质、钙等有关，不仅是成年人常用的保健佳品，更是婴幼儿缺乏母乳喂养的最佳替代品。

八 水产类

1 鲤鱼

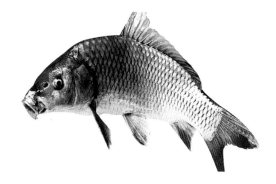

性质与气味

平性，甘味。

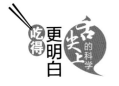

[功效与运用]

① 健脾消肿

用于脾气虚衰、水湿不运、湿聚泛滥，所引起的身体浮肿、双下肢更甚、按之凹陷、皮色淡白，甚至可出现腹中积水，常伴有声低气短、大便稀软等表现。

可见于当今所说的慢性肾炎、肾病综合征、肝硬化等疾病，以及营养不良、妊娠期水肿等过程中。

鲤鱼肉120克、赤小豆60克、冬瓜（连皮）120克、老生姜皮20克，煮熟，取汁600毫升，不加盐，分三次内服。

② 增加乳汁

用于产后气血亏虚，所引起的奶汁不足。

鲤鱼肉100克、莴笋茎100克或香菇10克，煮熟，取汁600毫升，分三次内服。

2 鲫鱼

[性质与气味]

平性，甘味。

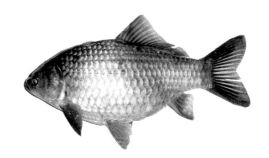

[功效与运用]

① 健脾消肿

用于脾气虚衰、水湿不运、湿聚泛滥，所引起的身体水肿、双下肢更甚、按之凹陷、皮色淡白，甚至可出现腹中积水，常伴有声低气短、大便稀软等表现。

可见于当今所说的慢性肾炎、肾病综合征、肝硬化等疾病，以及营养不良、妊娠期水肿等过程中。

鲫鱼肉120克、赤小豆60克、冬瓜（连皮）120克、老生姜皮20克，煮熟，取汁600毫升，不加盐，分三次内服。

② 增加乳汁

用于产后气血亏虚，所引起的奶汁不足。

鲫鱼肉100克、莴笋茎100克或香菇10克，煮熟，取汁600毫升，分三次内服。

3 鲢鱼

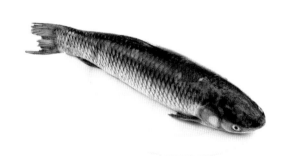

[性质与气味]

偏温，甘味。

[功效与运用]

健脾益胃

用于脾胃不足，所引起的精神不振、易于疲劳、食欲不佳、食量不多、形体消瘦等表现。

鲢鱼肉100克、生山楂5克，煮熟，取汁200毫升，一次内服。

4 草鱼

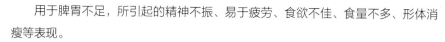

[性质与气味]

偏温，甘味。

[功效与运用]

健脾益胃

用于脾胃不足，所引起的精神不振、易于疲劳、食欲不佳、食量不多、形体消瘦等表现。

草鱼100克、生山楂5克，煮熟，取汁200毫升，一次内服。

5 黄鳝

[性质与气味]

偏温，甘味。

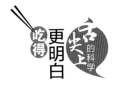

功效与运用

① 补气养血

用于气血不足，所出现的声音低微、呼吸气短、体倦乏力、喜坐好卧、面少血色、晦暗无光、唇舌淡白、时时头晕眼花等表现。

黄鳝150克、精瘦猪肉100克，炖汤900毫升，分三次内服。

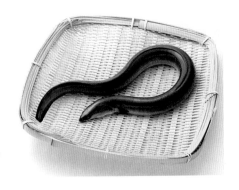

② 祛风除湿

用于素体阳气不足、感受风寒湿邪，所引起的形体关节酸痛无力、麻木僵硬、屈伸不利、遇风雨寒冷天气更加明显等表现。

与今天所说的风湿关节炎、类风湿关节炎的症状，有很多相似之处。

黄鳝150克、白酒50毫升、水600毫升，煮熟，分三次内服。

黄鳝150克、干丝瓜络60克、水600毫升，煮熟，分三次内服。

6 泥鳅

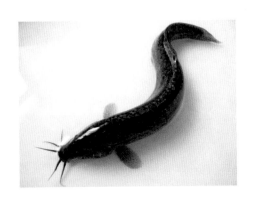

性质与气味

平性，甘味。

功效与运用

① 健脾益气

用于脾气不足，所引起的疲乏气短、形体消瘦、食量不多、腹觉胀满、大便质软等表现。

泥鳅100克、大枣20克、生山楂10克、水600毫升，煎煮20分钟，分三次内服。

② 温肾壮阳

用于肾阳不足，所引起的腰部酸痛、膝软无力、肢冷不温、阳痿早泄、男女性欲下降等表现。

泥鳅150克、韭菜100克、桂皮10克，水600毫升，煎煮20分钟，分三次内服，每次加胡椒粉0.5克。

③ **温阳利水**

用于脾肾阳气不足、不能运化气化水湿所引起的全身水肿，尤其腰以下水肿明显、按之凹陷、皮色淡白、肢体不温、平时怕冷等表现。

与今天所说的血浆蛋白低下、或蛋白流失太多、营养不良等水肿有相似之处。

泥鳅150克、冬瓜（连皮）150克、老生姜的外皮层20克、葱头30克，煎煮10分钟，取汁600毫升，分三次内服。

④ **利水消黄**

用于肝胆失于疏泄所引起白眼睛、面部、皮肤等的黄疸、皮肤瘙痒、小便深黄等表现。

泥鳅150克、芹菜100克、豆腐100克，水600毫升，煮熟10分钟，分三次内服。

泥鳅所含蛋白质丰富，是极好的营养食品，尤其用于小儿营养不良；此外，对急性黄疸性肝炎、急性胆囊炎、炎性胆道阻塞等疾病，有良好的效果。

7 黄花鱼

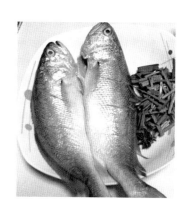

[**性质与气味**]

平性，甘味。

[**功效与运用**]

① **健脾止泻**

用于脾气虚弱、清阳不升所引起的慢性腹泻、泻下稀溏、服用生冷或辛燥饮食之后腹泻明显、平时腹胀食少等表现。

黄花鱼100克、糯米100克、莲子肉20克，水适量，熬粥，分三次内服。

便质特别清稀的，加炒石榴皮10克。

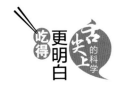

② **健脾消肿**

　　用于脾气虚弱、水湿不运，所引起的双下肢，尤以足背足踝处为明显的凹陷性水肿。

　　黄花鱼100克、赤小豆100克、冬瓜（连皮）100克、老姜皮20克，煮汤600毫升，分三次内服。

8 带鱼

[**性质与气味**]

　　偏温，甘味、咸味。

[**功效与运用**]

　　温中补虚

　　用于大病、久病、重病之后，体虚未复，尤其脾胃不足，所引起的形体消瘦、疲乏无力、声低气短、食欲不佳等表现。

　　带鱼50克、糯米60克、生山楂10克，水适量，煮粥600毫升，分三次内服。

　　现代发现，带鱼还有以下治疗作用：

　　治疗急慢性白血病

　　带鱼100克、海带50克，水适量，煮熟，分三次内服。

　　治疗肝炎

　　带鱼100克，蒸熟，取上层之油，分三次内服。

9 墨鱼

[**性质与气味**]

　　偏温，咸味、甘味。

功效与运用

① **益精养血**

用于肝肾精血不足，所引起的面少血色、唇舌淡白、形体消瘦、头晕眼花、耳鸣如蝉、牙齿松动、手足麻木，女子月经量少、质清色淡，甚至闭经等表现。

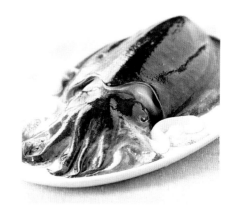

墨鱼60克、鸡肉150克，炖汤900毫升，分三次内服。

月经量少、闭经，加桃子仁10克。

本品偏温，除有上述表现，易于怕冷、秋冬季节、寒冷地区，更为适宜。

② **增加乳汁**

用于产后气血亏虚，所引起的乳汁不足。

墨鱼60克、花生仁60克，炖汤600毫升，分三次内服。

③ **收敛固涩**

用于脾气下陷或肾气不固，所引起的慢性腹泻甚至腹泻不能控制，女子白带清稀、量特别多，女子月经色淡清稀、血量特多或点滴久不干净，男子梦中排精排后即醒（遗精）、睡中排精天亮才知（滑精）等表现。

墨鱼骨头（又叫"乌贼骨""海螵蛸"，涩味）10克：

腹泻的，可加入炒石榴皮15克；

白带量多的，可加入莲子肉15克；

月经量多的，可加入生花生衣10克；

遗精滑精的，可加入莲子须20克。

煎煮20分钟，取汁300毫升，分三次内服。

生花生衣不加入煎煮、开水浸泡10分钟，每次20毫升，兑入。

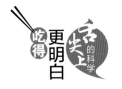

10 鱿鱼

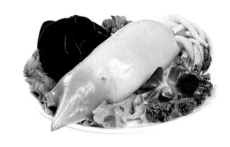

[性质与气味]

偏温，甘味、咸味。

[功效与运用]

益精养血

用于肝肾精血不足，所引起的面少血色、唇舌淡白、形体消瘦、手足麻木、腰部酸痛、足软无力等表现。

鱿鱼60克、鸡肉150克，炖汤900毫升，分三次内服。

本品偏温，除有上述表现外，易于怕冷、秋冬季节、寒冷地区，更为适宜。

11 乌龟

[性质与气味]

偏凉，甘味。

[功效与运用]

益阴养血

用于肝肾阴血不足，所引起的

形体消瘦、头晕眼花、耳如蝉鸣、口干舌燥、牙齿松动、腰膝瘦软、男子精少、女子经少等表现。

乌龟肉100克、鸡肉150克，炖汤900毫升，分三次内服。

本品偏凉，除有上述表现外，易于怕热、春夏季节、炎热地区，更为适宜。

龟甲（乌龟胸腹前的硬壳），不仅同样具有滋阴养血的作用，更具有清退虚热、收敛浮阳、平息肝风的作用。

因此，当阴虚益甚、不足以制约阳气、阳气偏亢，甚至虚浮于上，出现颧骨发红、身体觉热、心中烦躁、下午晚上更为明显，手足心热、睡中盗汗、头目昏胀，甚至视物觉得旋转、肢体动摇、手足麻木等表现时，更加适用。

龟甲若干，长时间的久炖成为胶汤状，内服，每次50~100毫升。

12 甲鱼

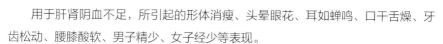

[性质与气味]

偏凉，甘味。

[功效与运用]

滋阴养血

用于肝肾阴血不足，所引起的形体消瘦、头晕眼花、耳如蝉鸣、口干舌燥、牙齿松动、腰膝酸软、男子精少、女子经少等表现。

甲鱼肉100克、鸡肉150克，炖汤900毫升，分三次内服。

本品偏凉，除有上述表现外，易于怕热、春夏季节、炎热地区，更为适宜。

鳖甲（甲鱼背上的硬壳），不仅同样具有滋阴养血的作用，更具有清退虚热、收敛浮阳、平息肝风的作用。

因此，当阴虚益甚、不足以制约阳气、阳气偏亢，甚至虚浮于上，出现颧骨发红、身体觉热、心中烦躁、下午晚上更为明显，手足心热、睡中盗汗、头目昏胀，甚至视物觉得旋转、肢体动摇、手足麻木等表现时，更加适用。

鳖甲若干，长时间的久炖成为胶汤状，内服，每次50~100毫升。

此外，鳖甲还有软坚散结的作用，用于消散因气血痰湿阻滞、积久所形成的包块，尤以两胁下的包块为主，与今天所说的肝脾肿大有类似之处。

鳖甲熬成的胶汤，每次50~100毫升。

13 螃蟹

[性质与气味]

凉性，咸味。

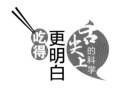

功效与运用

① 滋阴养精

用于肝肾阴虚不足，所引起的形体消瘦、腰膝酸软、足软无力、视物昏花、男子精少、女子经少等表现。

螃蟹100克，煮熟，一次直接食用。

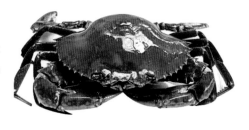

② 凉血散瘀

用于筋骨关节扭伤、外伤，所引起的青紫、肿胀、疼痛。

螃蟹肉50克，捣烂；黄酒适量，加热，倒入螃蟹肉糊之中，搅拌；一半外敷患处，一半取汁，内服，每次10~20毫升。

③ 消退黄疸

用于肝胆湿热，所引起的黄疸，可见面部、白眼球部分发黄、黄色鲜明发亮、口渴却不愿饮水、舌质发红、舌苔黄厚、小便深黄等表现。

螃蟹肉，炒干至焦脆，研成细末，每次5克，黄酒10毫升，兑服。

14 虾

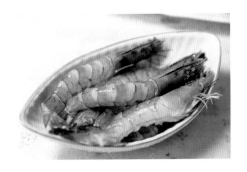

性质与气味

温性，甘味、咸味。

功效与运用

① 温肾壮阳

用于肾阳虚衰，所引起的面色青白、身体疲惫、腰酸冷痛、肢体不温、怕冷喜温、小便觉冷透明量多、夜尿频繁、男子阳痿、男女性欲下降等表现。

虾肉50克、韭菜50克，炒熟，食用。

虾肉50克、韭菜50克，桂皮10克，煮汤，取汁150毫升，一次内服。

② **增加乳汁**

用于产后阳气不足，所引起的除阳虚的表现外，还有乳汁缺乏。

活虾50克，置于白酒中浸泡，醉死之后取出，炒熟，一次食用。

虾分淡水虾与海水虾，其性质、气味、功效相似，但海水虾的作用更强于淡水虾。

15 淡菜

【 **性质与气味** 】

偏温，甘味、咸味。

【 **功效与运用** 】

① **补养肝肾**

用于肝肾两虚、精血不足、阳气亦虚，所引起的面色青白或淡白、精神不振、头晕耳鸣、视物昏花、发脱齿摇、腰腿无力、肢凉怕冷等表现。

淡菜50克、鸡肉150克，炖汤900毫升，分三次内服。

② **温阳止带**

用于脾肾阳虚，所引起的妇女带下清稀、觉冷、量多、小腹冷痛、腰腿痠冷、肢体不温、精神疲惫等表现。

淡菜30克，黄酒浸泡变软后，与韭菜150克，煮熟，分三次内服。

③ **增加乳汁**

用于妇女产后气血两亏，所引起的奶汁分泌不足。

淡菜30克、生花生50克、猪前蹄一只，炖汤400毫升，分两次内服。

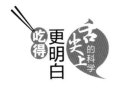

16 海参

性质与气味

偏凉，甘味、咸味。

功效与运用

① 滋养精血

用于精血不足，所引起的面色淡白、唇舌色
淡、形体消瘦、视物不清、头晕目眩、心悸健忘、腰腿酸软等表现。

干海参（温水浸泡变软）30克，煮汤300毫升，分三次内服。

干海参（温水浸泡变软）30克、鸡肉150克，炖汤600毫升，分三次内服。

② 润肠通便

用于阴津亏虚、肠道失去滋润，所引起的排便困难、便时延长、便质干燥等
表现。

干海参30克、黑木耳10克，先均需用温水浸泡变软，煮熟，取汁300毫升，分
三次内服，每次加芝麻油20毫升。

17 海蜇

性质与气味

凉性，咸味。

功效与运用

① 滋阴止咳

用于肺阴津亏，所引起的咽喉干痛
干痒、胸中热痛、干咳无痰或痰少胶黏
难咯、舌质发红、苔少干燥等表现。

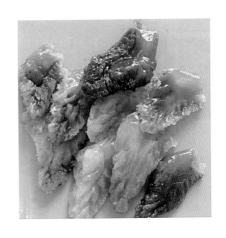

海蜇20克、切丝、煮熟、冷却，红皮白心萝卜100克、切丝，混合凉拌，一次内服。

② 清肠通便

用于肠道热结、腑气不通，所引起的大便多日不解、便质干硬如羊屎、排便艰难、小腹胀痛、肛门觉热等表现。

海蜇20克、切丝、煮熟、冷却，芹菜50克、芝麻油30毫升，混合凉拌，一次内服。

③ 和胃消食

用于小儿饮食过多、积滞难消，所引起的脘腹饱胀、饱嗝连连、食欲下降、食量减少甚至厌食，或有呕吐腹泻、呕吐腹泻物酸臭等表现。

海蜇5~10克、荸荠10~20克、炒山楂3~5克，煎煮15分钟，取汁200~300毫升，每次50~100毫升。

九　食油类

1　猪油

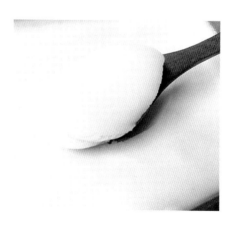

[**性质与气味**]

偏凉，甘味。

[**功效与运用**]

① 润咽开喑

用于气候干燥或说话太多、饮水太少，津液不足、咽喉失去滋润，所引起的唇口干燥、咽喉干痛、声音嘶哑，中医称为"喑"的表现。

猪油、蜂蜜各等分，同放在锅内炼熟，滤渣，待温，每次10毫升，含于咽喉，

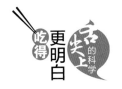

慢慢咽下，一日二次。

② 润肠通便

用于过度或经常服食辛香燥热食品、内热伤津、肠道津液亏损，所引起的便秘或习惯性便秘，多有大便多日不解、解便时间过长、排便困难、舌上少苔或干燥等表现。

猪油、蜂蜜各等分，同放在锅内炼熟，滤渣，待温，每次20毫升，内服。

加入核桃仁10克，同炼，效果更佳。

③ 润燥止裂

用于因天气干燥或自身阴津不足，所引起的皮肤干燥、手足局部皮肤开裂、疼痛、出血。

生猪油适量，蘸着温酒洗擦患处，每次1分钟，每日2~3次。

2 牛油

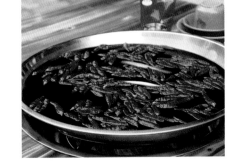

性质与气味

温性，甘味。

功效与运用

温阳御寒

秋冬季节、或寒冷地区，人体阳气收敛、潜藏于内，不耐风寒；平素阳气不足或老年阳气渐衰，宜服，适量，一般做烹调食物使用。

3 菜油

性质与气味

平性，甘味、辛味。

功效与运用

① **润肠通便**

用于经常或过度服食辛香燥热食品，内热伤津、肠道津液不足、失于滑利，所引起的便秘或习惯性便秘，可见大便多日不解、排便时间延长、排便困难、舌上少苔或干燥等表现。

菜油20~30毫升，直接内服，一日1~2次。

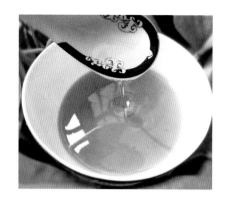

② **解毒消肿**

用于皮肤局部红、肿、痒、痛、热的无名肿毒，或红色小疹、瘙痒、此起彼伏的风疹，或无任何丘疹的皮肤瘙痒（本身患有糖尿病、肝胆疾病等所引起的皮肤瘙痒除外）。

生菜油适量，外擦患处，一日3~5次，涂擦之后暂时忌用生水洗患处。

4 花生油

性质与气味

平性，甘味。

功效与运用

润肠通便

用于经常或过度服食辛香燥热食品，内热伤津、肠道津液不足、失于滑利，所引起的便秘或习惯性便秘，可见大便多日不解、排便时间延长、排便困难、舌上少苔或干燥等表现。

花生油20~30毫升，直接内服，一日1~2次。

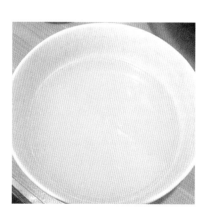

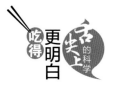

5 芝麻油

[性质与气味]

凉性，甘味。

[功效与运用]

① 润肠通便

用于经常或过度服食辛香燥热食品，内热伤津、肠道津液不足、失于滑利，所引起的便秘或习惯性便秘，可见大便多日不解、排便时间延长、排便困难、舌上少苔或干燥等表现。

芝麻油20~30毫升，直接内服，一日1~2次。

② 润燥止裂

用于因天气干燥或自身阴津不足，所引起的皮肤干燥、手足局部皮肤开裂、疼痛、出血，以及皮肤局部的慢性疥疮皮癣等。

芝麻油适量，涂擦患处，每日3~5次。

 调料饮料类

1 盐

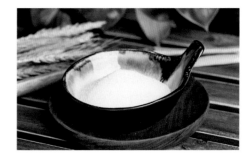

[性质与气味]

凉性，咸味。

> 功效与运用

① 凉血止血

用于阴虚火旺，所引起的牙龈红肿、热痛、出血，可见于今天所说的过敏或牙周炎过程中。

早晚用细盐末适量，刷牙。

睡前半小时，盐10克，加入2000毫升温水之中，泡脚20分钟。

② 清热通便

用于阴虚火旺，所引起的颧骨发红、手足心热、大便干结、多日不解、排便艰难等表现。

盐3克，加入200毫升温开水中，每天早晨一次性空腹饮用。

 醋

> 性质与气味

平性，酸味、甘味。

> 功效与运用

① 消食和胃

用于过多食用肉类或过于油腻的食物、积滞不化，所引起的食量减少、厌食油腻、饱嗝连连、胃脘胀满等表现。

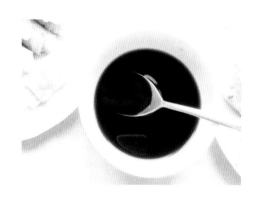

醋10毫升，直接食用。

醋30毫升、老姜汁30毫升，混合，分三次内服。

醋30毫升，大蒜汁10毫升，混合，分三次内服。

② 收敛止血

用于多种原因，所引起的吐血、鼻血、牙龈出血、便血等。

醋10毫升，空心菜100克、开水煮1~2分钟，混合凉拌，一次内服。

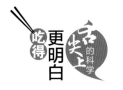

醋10毫升、茄子汁10毫升，混合，一次内服。

③ 安蛔止痛

用于肠道蛔虫一时性聚积成团，所引起的肚脐周围阵发性疼痛、痛时腹部出现肠形包块、大便不通，平时多伴有露睛睡眠、睡中磨牙、时时口流清涎等表现。

醋20~30毫升，直接内服；一旦腹痛缓解，立即再服芝麻油或菜油20~30毫升，排虫。

注意：由于蛔虫具有得酸则安、得苦则伏、得辛则动的特性；故而蛔动腹痛之时，食醋可使蛔安痛止，此时切忌服食辛香、甘味之物，以免动甚痛增。

④ 预防感冒

在感冒或流行性感冒的盛行季节，或家中已有人感冒，为避免交叉感染，可用如下方法：

醋，按房屋面积每平方米5毫升计算，将醋放在碗中，碗放在锅内水中，锅下加热，熏蒸室内房间，一日一次，每次20分钟。

3 酱油

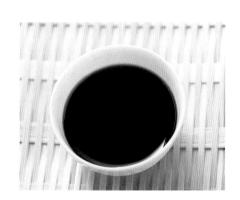

 性质与气味

温性，咸味。

功效与运用

① 调味增食

用于食欲不振、食饭不香、食量不多。

酱油、芝麻油适量，拌菜佐餐，或拌饭直接食用即可。

② 开水烫伤

用于皮肤局部小面积、表浅的轻微开水烫伤，尚未起泡者。

生酱油适量，直接涂于烫伤之处。

4 糖

性质与气味

白糖：平性，甘味。

冰糖：凉性，甘味。

红糖：温性，甘味。

功效与运用

① 调和食味

以上三种食用糖，都是最常用的调味品，虽然都属于甘味，共同具有滋补的食疗作用，但因其性质不同，而在具体的运用中，应有所区别，才能收到最佳的效果。

红糖性温，适用于晚秋、冬季、初春、寒冷地区、寒证、气血不足、阳气虚衰，以及素体偏寒怕寒、易于受凉的体质人群。

冰糖性凉，适用于晚春、夏季、初秋、炎热地区、热证、阴血亏虚、津液不足，以及素体偏热怕热、易于上火的体质人群。

白糖性平，则各种季节、地区、病症、人群都可使用。

② 润肺止咳

用于肺阴不足，所引起的咽喉干燥或干痒干痛、干咳无痰或痰少胶黏难咯、觉胸内灼热隐痛，甚至咯血、舌质发红、舌上少苔或无苔干燥等表现。

鲜梨100克、鲜枇杷肉100克，捣烂，取汁，白糖或冰糖适量，每次50毫升。

猕猴桃100克、杏肉100克，捣烂，取汁，白糖或冰糖适量，每次50毫升。

咯血明显者，都可以加入柿子50克。

③ 养胃生津

用于胃阴不足，所引起的口干口渴、饮多喜冷、舌质发红、舌上少苔或无苔干燥，甚至唇舌干裂、舌上粗糙有刺、大便干硬难解等表现。

西瓜100克、荸荠100克，捣烂，取汁，白糖或冰糖适量，每次50毫升。

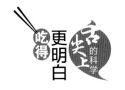

鲜藕100克、番茄100克，捣烂，取汁，白糖或冰糖适量，每次50毫升。

便秘严重的，都可以加香蕉100克。

④ 驱寒御寒

用于风寒感冒初起，可见怕风怕冷、身体觉冷、后头项部冷痛僵硬不灵、风吹肤起鸡皮疙瘩、鼻塞不通、鼻腔发痒、喷嚏不止、清涕长流、舌质色淡、舌苔薄白等表现。

用于冬季天寒地冻，以御风寒。

老生姜30克、葱头30克、芫荽30克（不煎，直接兑入熬好的汤中），煎煮10分钟，取汁300毫升，红糖适量，分三次，温热内服。

⑤ 温经止痛

用于天寒受凉或夜卧露肚、寒邪入内，或生冷饮食过度等、寒积于内，所引起的胃脘小腹觉冷疼痛、得温暖减轻、遇寒冷加重等表现。

老生姜20克或干生姜10克、橘子皮10克，煎煮15分钟，取汁300毫升，红糖适量，分三次温热内服。

疼痛剧烈者，每次服用时可加入胡椒粉0.5克。

用于妇女体内素有寒邪；或月经来之前、正行之际，感受风寒、洗浴冷水、生冷饮食过度等，子宫受寒，所引起的痛经，可见小腹腰部觉冷、疼痛、得温暖减轻、遇寒冷加重、经色紫暗或有瘀块等表现。

用于本有疝气，遇冷受凉疼痛加重。

荔枝核10克、橘子核15克，打破，老姜片10克，煎煮20分钟，取汁300毫升，红糖适量，分三次，温热内服。

⑥ 温经化瘀

用于妇女产后气血不足、无力推动气血，所引起的恶露不尽、日久不止、量少色暗或有瘀块、神疲怕冷等表现。

生山楂10克，煎煮10分钟，取汁300毫升，黄酒、红糖适量，分三次，温热内服。

5 蜂蜜

性质与气味

平性，甘味。

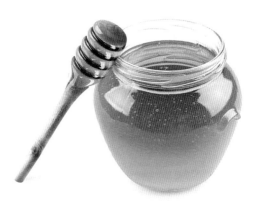

功效与运用

① 润肺止咳

用于肺阴亏虚，所引起的久咳不止、干咳无痰、咽喉干痛、胸中觉热、舌质发红、苔上无苔等表现。

柿子肉100克、枇杷肉100克、梨子肉100克，水适量，大火熬开，小火煎熬成膏状，蜂蜜适量，冷却服用，每升20毫升。

② 润肠通便

用于素体偏热易于上火，或过食辛燥食物，内热伤津，肠道失于濡润，所引起的便秘或习惯性便秘，以解便时间很长、排便困难、小腹肛门觉胀或有口干口渴等为主要表现。

蜂蜜10~20克、白开水200毫升，混合，内服，每天早上空腹一次。

香蕉50克，煎煮10分钟，取汁100毫升，蜂蜜适量，一次性内服。

③ 疗疮生肌

用于气血不足，所引起的溃疡久久不愈合，主要用于当今所说的胃、十二指肠溃疡者。

老南瓜120克，水适量，煎煮成为糊状，蜂蜜适量，分三次内服。

注意：凡属于糖尿病患者，白糖、冰糖、红糖、蜂蜜皆不宜服用；而有过敏性疾病的患者，蜂蜜也不宜服用。

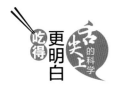

6 花椒

性质与气味

　　热性，辛味。

功效与运用

① **温中止痛**

　　用于天寒受冷或生冷饮食过度，中焦脾胃寒积，所引起的胃脘腹部冷冰冰的疼痛、热饮热敷后减轻、冷饮冷浴后加重、舌质色淡、舌苔色白等表现。

　　花椒（去仁）3克，煎煮15分钟，取汁300毫升，分三次，趁温热内服。

　　出现呕吐的加生姜10克，出现肠鸣腹泻的加炒石榴皮15克。

　　花椒（去仁）适量，炒热布包，温熨痛处，同样有效。

② **杀虫止痛**

　　用于肠道蛔虫一时性积聚成团，所引起的肚脐周围阵发性疼痛，痛时可见肠形包块、大便不通等表现。

　　花椒（去仁）1克，煎煮15分钟，取汁100毫升，一次性内服。

③ **麻醉止痛**

　　用于口中龋齿，所引起的牙痛不止。

　　花椒细末，适量，直接涂填于痛处。

　　注意： 龋齿不进行根本性的治疗，疼痛还会发作，建议痛止之后，应去口腔科进行彻底治疗。

④ **利水消肿**

　　用于外湿入侵或生冷饮食过度，脾被湿困、失于运化、水湿积聚不去、泛滥肌肤，所引起的身体浮肿、小便减少等表现。

　　花椒仁（花椒皮里面的黑色果仁，又称"椒目"）6克、冬瓜（连皮）100克、玉米须100克，煎煮15分钟，取汁300毫升，分三次内服。

7 胡椒

性质与气味

热性、辛味。

功效与运用

① 温中止痛

用于天寒受冷或过食生冷之物，寒积中焦脾胃，所引起的胃脘腹部觉冷、疼痛，热饮食后减轻、冷饮食后加重、舌质色淡、舌苔发白等表现。

胡椒研成细末0.5克，老姜片5克、煎煮10分钟、取汁100毫升，兑入胡椒粉，趁温热，一次性内服。

出现腹泻清稀的，可加炒石榴皮5克，与老姜同煎。

② 温中增食

用于脾胃有寒或阳气不足，所引起的脘腹觉冷、胀满不舒、不知饥饿、食觉无味、食觉不香、食量不多等表现。

鲫鱼100克、老姜片10克、生山楂5克，熬汤300毫升，胡椒粉1克，分三次内服。

8 桂皮

性质与气味

热性，辛味。

功效与运用

① 温肾壮阳

用于肾阳不足，所引起的身体疲惫、肢体不温、恶风怕冷、腰部酸软、足软无力、夜尿频多觉冷、男子阳痿早

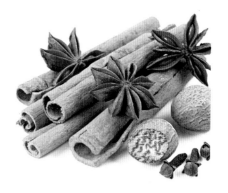

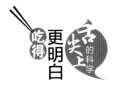

泄、女子经少色淡、男女性欲下降等表现。

桂皮6克、韭菜60克、虾仁20克，熬汤300毫升，分三次内服。

② **温中补阳**

用于脾胃阳虚，所引起的声低气短、四肢不温、恶风怕冷、脘腹觉冷或冷痛、口淡无味、大便溏软甚至清稀觉冷、便中常有不消化的食物残渣等表现。

桂皮6克、大枣10克、莲子肉10克、糯米100克，熬粥，分三次内服。

③ **温通心阳**

用于心阳虚衰，所引起的身体倦怠、精神疲惫、四肢不温甚至冰冷、心前区或有冷痛与憋闷、唇舌发紫等表现。

桂皮6克、干姜片10克、生山楂6克、葱头20克，煎煮15分钟，分三次内服。

④ **散寒止痛**

用于寒邪入内或素体阳气不足，阴寒积内，所引起的身体某处觉冷觉痛、温减寒甚、喜温怕冷、舌质色淡、舌苔色白等表现。

桂皮6克，煎汤15分钟，取汁300毫升，分三次内服。

头部痛的加葱头20克，胸内痛的加橘子皮10克，胃脘痛的加胡椒1克，小腹痛的加茴香3克，肢体关节痛的加干丝瓜络20克。

桂皮因其含有挥发油，不宜久煎久熬，一般后下于其他食材，只煎3~5分钟即可；也可以把桂皮研磨成细粉，冲服，每次0.5~1克。

9 茴香

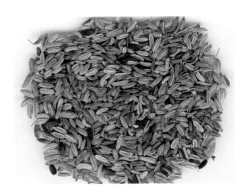

性质与气味

温性，辛味。

功效与运用

① **散寒止痛**

用于天寒受凉的寒证或素体阳气不足，所引起的小腹、少腹（两侧腹股沟部）、外阴部的觉冷疼痛、得温减轻、遇寒加重、肢体不温、怕风怕冷等表现。

茴香6克，桂皮6克，荔枝核（打破）或橘子核（打破）10克，煎煮10分钟，取汁300毫升，红糖适量，分三次内服。

茴香适量，炒热，布包，温熨小腹，有同样的效果。

② 温中降逆

用于胃中有寒，所引起的胃中觉冷、胀满不舒、呕吐嗳气，或干呕不止、或爱吐清涎、或食后反胃、舌质色淡、舌苔色白等表现。

茴香6克、生姜片10克，煎煮10分钟，取汁300毫升，每次100毫升，频频慢饮。

八角茴香，其性质、气味、功用、运用，与茴香相同。

10 酒

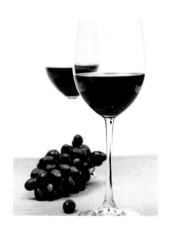

性质与气味

热性，辛味。

功效与运用

① 行气活血、温经散寒

白酒、红酒、黄酒等，共同用于气滞血瘀，或阳虚阴寒，或冬季御寒等方面。

单用，直接饮用就可以，每次白酒20~30毫升，红酒、黄酒30~50毫升。

② 溶解药质、宣导药用

白酒、黄酒，尤其是白酒，更作为一种溶剂，通过对药物或食物一定时间的浸泡，就能够将药物或食物中起治疗作用的物质溶解，并释放在酒中，从而通过饮酒起到治疗的作用。

这就是酒所具有的溶解药质、宣导药用的作用；当然，具体起到什么治疗作用，这要根据酒与什么药物或食物相配合而定。

由于酒属大热大辛之品，芳香走窜、行气活血、温经散寒之力又特别强，所以一般用于寒证、寒湿证、阳虚证、气虚证、气血两虚证、气滞血瘀证等，少用于或

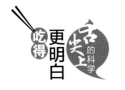

不用于火热证、湿热证、阴精亏虚证、阴虚火旺证、津液不足证、以及出血、失血证等。

③ 食疗"药"酒运用举例

泡酒的方法：

溶质（即食物）与溶剂（即白酒），各自的比例一般为1:10；浸泡的时间为5~7天，每天摇晃或搅拌1~2次，每次1分钟，目的是使食物尽快变软、所含的治疗物质尽可能被溶解、并释放。

质地比较坚硬的果仁或大块茎的食物，事先应打破或切碎之后，放入酒中。

饮用的剂量：

每日1~2次，一次30~50毫升。

常用的"药"酒：

桂圆大枣酒

桂圆肉100克、大枣100克、白酒2000毫升。

补气生血、养心健脾。

用于心脾气血两虚，所引起的面色淡黄无光、神疲乏力、失眠多梦、心悸健忘、食少便溏等表现。

核桃桑椹酒

核桃仁100克、桑椹100克、白酒2000毫升。

填精生血、补肾养心。

用于肾精心血不足，所引起的形体疲惫、失眠多梦、心悸健忘、神志恍惚、头发早白或脱落、牙齿松动、腰膝酸软等表现。

核桃板栗酒

核桃仁100克、板栗肉100克、白酒2000毫升。

补肾填精、强筋壮骨。

用于肾精不足，所引起的腰部发软或隐痛酸痛、两足萎软、时时抽筋、久行久立更甚、牙齿松动、神形疲惫、不愿行动等表现。

莲子大枣酒

莲子肉100克、大枣100克、白酒2000毫升。

补中益气、温脾健胃。

用于脾胃气虚，所引起的精神萎靡不振，食欲不佳，每在饭后就想大便或睡觉，却又无便可解或真睡不着、大便软溏不成条形等表现。

韭菜肉桂酒

韭菜籽50克、肉桂50克、白酒2000毫升。

温肾壮阳、引火归元。

用于肾阳亏虚，所引起的精神疲惫、肢体不温、畏恶寒冷、腰软无力、下肢冷痛、夜尿频多、男子阳痿早泄、女子白带清稀觉冷、月经延后量少色淡、男女性欲下降等表现。

山楂肉桂酒

山楂50克、肉桂50克、葱头100克、白酒2000毫升。

温经活血、散寒止痛。

用于寒邪凝滞、气血瘀阻，所引起的肢体不温、怕冷喜热、局部刺痛冷痛、夜晚痛甚、唇舌发紫、舌苔色白等表现。

樱桃荔枝酒

樱桃肉100克、荔枝肉100克、白酒2000毫升。

气血双补、美容美颜。

用于气血不足，所引起的精神萎靡、面色淡白淡黄或晦暗，或面部雀斑、黄褐斑，或面皮干燥、弹性下降、皱纹增加等表现。

干丝瓜络酒

干丝瓜络100克、干姜片50克、白酒2000毫升。

温经散寒、通络止痹。

用于外感风寒湿邪、气血闭阻不通，所引起的形体关节酸痛、冷痛、麻木、屈伸不利、寒冷或阴雨连绵天症状加重等表现。

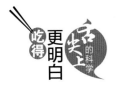

老姜辣椒酒

老姜10克、辣椒5克、白酒200毫升。

温经散寒、行气活血。

用于天气寒冷，所引起的局部冻疮、皮色红紫或青紫、冷痛、遇热发痒者。

泡酒少许，直接涂擦并按摩患处，每日2~3次、每次1~2分钟。

冻疮破溃者，不能使用。

[　附　]

醪糟

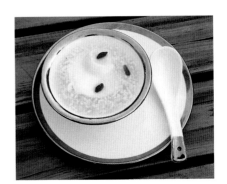

[性质与气味]

温性，甘味、辛味。

[功效与运用]

① 行气活血、温经散寒

与白酒、红酒、黄酒一样，用于气滞血瘀，或阳虚阴寒，或冬季御寒等方面。

单用，直接内服，每次50~100毫升。

② 温暖中阳

用于脾胃阳气不足，所引起的脘腹冷痛、胀满不舒、食少便溏、神形疲乏、肢体不温、喜温恶寒、舌质色淡、舌苔色白等表现。

醪糟60克、大枣20克、老姜20克，煎汤300毫升，分三次内服。

③ 温养气血

用于妇女产后气血亏虚、身体虚弱的康复过程中。

醪糟20克、鸡蛋2枚，煮熟，红糖适量，一次内服。

醪糟20克、鹌鹑蛋8枚，煮熟，红糖适量，一次内服。

④ 温经化瘀

用于妇女产后气血不足、无力推动气血，所引起的恶露不尽、日久不止，量少、色暗或有瘀块、神疲怕冷等表现。

醪糟20克、生山楂5克，煎煮10分钟，取汁100毫升，红糖适量，一次内服。

醪糟，又与其他酒类、尤其是黄酒，作为调料，适量，加入其他食物中。

11 茶叶

[性质与气味]

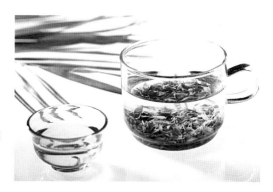

花茶、绿茶：偏凉，微苦。

红茶、黑茶：偏温，微苦。

[功效与运用]

① 润喉解渴

用于一般性口干口渴、咽喉干燥，为常年饮用佳品。

② 悦心醒神

用于因事务繁多，所引起的精神不振、感觉疲惫、心情烦闷、心绪不宁、多睡似睡、头目昏沉等表现。

以上均用干茶叶3~5克，开水适量，浸泡5分钟，频频慢慢饮下。

注意：茶叶所含的咖啡碱能刺激中枢、使人兴奋，这也是它悦心醒神的原因；而茶叶所含的茶碱又有较强的利尿作用；因此，睡眠前2小时不宜饮用茶水，以免引起失眠或夜尿，尤其素有失眠难睡或夜尿频多的患者，晚间更不能饮茶。

③ 利尿通淋

用于膀胱湿热或天气炎热汗出过多、饮水过少等，所引起的小便量少、尿色深黄，甚至排尿不畅等表现。

单用本品3~5克，开水泡服即可。

也可加入玉米须20克，浸泡饮服。

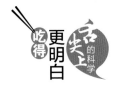

④ **消积增食**

用于暴饮暴食、尤其肉类食物吃得太多，所引起的胃脘饱胀，甚至疼痛、饱嗝连连、其味酸臭、食欲下降，甚至厌食、讨厌油腻等表现。

生茶叶6克、单用泡服即可。

也可以加入炒山楂10克、莱菔子10克，煎煮5分钟，取汁300毫升，分三次内服。

⑤ **消除口臭**

用于食用生大蒜之后所出现的口气、口臭。

干茶叶少许，直接放在口中咀嚼，3~5分钟后吐出，清水漱口，口中就会蒜臭不再、茶香余留。

茶叶与饮茶，作为国粹饮用佳品与国人饮用习惯，一年四季均可用之。

但因茶叶的种类不同，其性质也有不同，如果能区别饮用，就更有利于日常的养生保健与病中的辅助治疗。

一般说来，春天宜饮花茶、夏天宜饮绿茶、秋天宜饮黑茶、冬天宜饮红茶；热证、炎热地区适饮花茶、绿茶，寒证、寒冷地区适饮黑茶、红茶。

茶叶除含咖啡碱，具有刺激中枢、使人兴奋、打消睡意、消除疲劳，提高耐久力及记忆力，强心利尿等作用外；其所含的单宁物质，具有收敛性与整肠的作用，能与体内的有害重金属如锶、镉等相结合，成为不溶性的化合物，而消除其毒性，阻止血液的吸收；此外，所含维生素C不仅能防止坏血病、强化造血与骨骼、内脏的功能，还能解毒与有一定的抗癌作用。